ENCONTRE O SEU LUGAR NO MUNDO

CARO(A) LEITOR(A),

Queremos saber sua opinião
sobre nossos livros.
Após a leitura, curta-nos no
facebook.com/editoragentebr,
siga-nos no Twitter **@EditoraGente**
e no Instagram **@editoragente**
e visite-nos no site
www.editoragente.com.br.
Cadastre-se e contribua com
sugestões, críticas ou elogios.

ANNA PATRÍCIA CHAGAS

ENCONTRE O SEU LUGAR NO MUNDO

Descubra como
a **constelação familiar** pode mudar
a sua vida

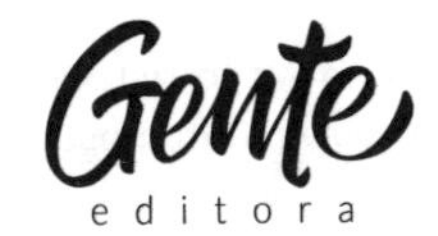

Diretora
Rosely Boschini

Gerente Editorial Sênior
Rosângela de Araujo Pinheiro Barbosa

Editora Júnior
Carolina Forin

Assistente Editorial
Bernardo Machado

Produção Gráfica
Fábio Esteves

Preparação
Mariana Marcoantonio

Capa
Sagui Estúdio

Projeto Gráfico e Diagramação
Linea Editora

Revisão
Renato Ritto
Wélida Muniz

Impressão
Edições Loyola

Rua Original, 141/143 – Sumarezinho
São Paulo, SP – CEP 05435-050
Telefone: (11) 3670-2500
Site: www.editoragente.com.br
E-mail: gente@editoragente.com.br

Este livro foi impresso pela Edições Loyola
em papel pólen bold 70 g/m² em setembro de 2022.

Dados Internacionais de Catalogação na Publicação (CIP)
Angélica Ilacqua CRB-8/7057

Chagas, Anna Patrícia
Encontre o seu lugar no mundo : descubra como a constelação familiar pode mudar a sua vida / Anna Patrícia Chagas. - São Paulo : Editora Gente, 2022.
208 p.

ISBN 978-65-5544-079-9

1. Desenvolvimento pessoal 2. Constelação familiar I. Título

22-4992 CDD 158.1

Índice para catálogo sistemático:
1. Desenvolvimento pessoal

Nota da Publisher

Se somos filhos únicos ou crescemos numa família de oito, não tem jeito: todos nós temos peculiaridades e comportamentos – positivos e negativos – que, por mais que tentemos, não conseguimos rastrear a origem, se paterna, materna, de uma bisavó ou de um primo distante.

E é aí que entra a constelação familiar; para Anna Patrícia Chagas – autora querida que tenho o prazer de publicar pela primeira vez na Editora Gente –, muitas das respostas que não encontramos estão na conexão com nossos ancestrais, sejam eles conhecidos, parte de nossa árvore genealógica, ou desconhecidos. É preciso conectar-se com todos aqueles e aquelas que vieram antes de nós.

Escritora, psicóloga e consteladora familiar, a autora preparou para você, querido leitor, um material brilhante em *Encontre o seu lugar no mundo*, fruto de anos de trabalho, ensino e mentoria. Aqui, Anna apresenta os processos do pensamento sistêmico e das constelações familiares, e traz relatos cuidadosamente selecionados para ajudar você a acessar a sua transgeracionalidade e a compreender os seus comportamentos – e mudá-los.

Não precisa temer o mergulho profundo que as páginas a seguir proporcionam: a sua melhor versão o aguarda. Boa leitura!

ROSELY BOSCHINI

CEO e Publisher da Editora Gente

Ofereço

À minha mãe,
mulher de incrível generosidade e alegria,
para quem me voltei profundamente
depois que olhei para o seu grande amor
e dei o primeiro passo em um espaço de cura
de uma constelação familiar.

Ao meu pai,
que sempre esteve ali:
o amor que me deu um chão firme
para pisar e seguir adiante.

Aos meus filhos,
Giulia (que não nasceu), João Gabriel e Ananda:
alegria, amor infinito e
sentido profundo de continuidade.

Agradeço

À ousadia e à força de Bert Hellinger, cujo legado muito me impactou e foi o ponto de partida para a minha transformação pessoal e profissional.

Aos consteladores que vieram antes de mim, aos meus professores de constelação familiar. Àqueles que foram facilitadores do meu processo, especialmente a Oswaldo Santucci, amigo e parceiro, e Décio Fábio de Oliveira Jr. e Wilma Costa Gonçalves Oliveira, com os quais vivi pela primeira vez a experiência de uma constelação e muitos aprendizados.

Com a ajuda desses e de outros consteladores, vivi – e ainda vivo – momentos muito profundos e disruptivos que me desafiaram a ver o amor lá onde ele sempre esteve e eu não via. Um caminho de reconexão com a minha essência.

A todos da equipe do Instituto Ipê Amarelo e ao Edvan, meu sócio e parceiro de vida, que me apoiou e, junto comigo, acreditou e colocou em ação este projeto coletivo. Gratidão pelo trabalho de cada um (incluindo alguns que já não estão com a gente) e pela dedicação amorosa. Juntos, temos levado este trabalho muito, muito além do que eu poderia fazer sozinha, muito além do que eu imaginei...

À Christiane Fonseca pelo suporte terapêutico aos meus alunos, pela presença, pela amizade amorosa.

Prefácio

A Alma Feminina precisava deste lugar. É uma alegria escrever sobre este livro, publicado pela minha amiga e parceira de propósitos Anna Patrícia.

O livro mostra uma trajetória de saberes que brotaram do trabalho pessoal da autora, e isso o deixa intenso, mas cuidadosamente preparado para ser recebido pelo leitor. Anna transmite o caminho percorrido com clareza e, acompanhados de seu cuidado suave, vamos entrando na leitura e no contato com a profundidade dos lugares sobrepostos por tantas histórias do feminino que, mesmo ferido, busca seu espaço no fluir da vida que sempre surge.

Os processos do pensamento sistêmico e das constelações familiares conectam cada alma feminina ao mundo da sua transgeracionalidade que, pelo olhar da autora, cria possíveis conexões aos recursos de tantas mulheres. Com a dignidade de seus caminhos, elas deixam um legado a ser tomado por outras tantas que surgirão leais às dores e também conectadas aos milhões de recursos em cada sistema. Basta entrar nessa conexão.

Esse é o convite desta obra, que eu tenho orgulho de prefaciar.

Podemos agora entender mais da Alma Feminina.

Agradeço, Anna Patrícia, por possibilitar essas reflexões.

OSWALDO SANTUCCI

Consultor, orientador e constelador sistêmico

Sumário

Apresentação

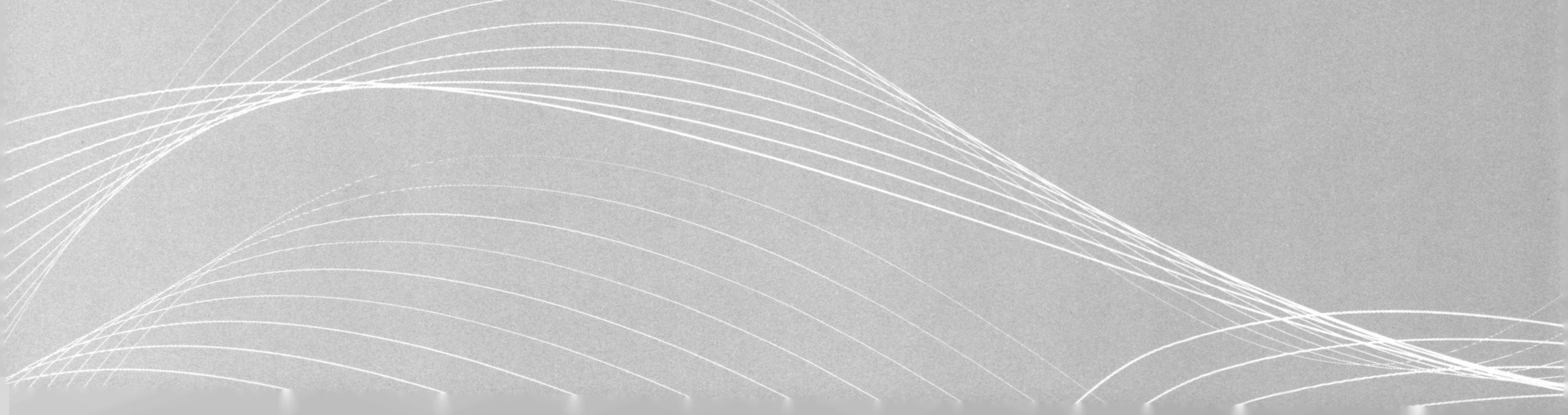

Todos nós nascemos envolvidos em uma narrativa familiar. Uma história que começou muito, muito antes do nosso nascimento. O fio condutor da vida atravessou oceanos, guerras, febres, assassinatos, paixões tórridas, abandonos, traições, separações, grandes superações e muitos e diversos esforços humanos. Geração após geração, muitos tiveram de nascer e morrer, muitas mulheres e homens disseram "sim" à vida, tiveram filhos nas mais diferentes condições: privações, ameaças, perseguições, amores proibidos, medos, força, ímpetos e lutas pela sobrevivência, até que a vida chegou a cada um de nós.

Nunca existiu uma versão única da nossa história. Não há uma versão objetiva ou verdadeira dos fatos que as famílias (do nosso pai e da nossa mãe) vivenciaram. Tudo o que sabemos nos foi contado por alguém que contou a alguém, e assim por diante. A tradição oral das famílias (que, aliás, está se perdendo, infelizmente, porque não ter qualquer informação é um vazio) vem até nós recheada de julgamentos e encharcada da dor e do amor de todos aqueles que estiveram, lá atrás, envolvidos nessas narrativas. Tudo é, necessariamente, parcial, passional, distorcido. Tudo são vestígios de memórias fortes e definidoras para a nossa alma e para quem somos. Tudo deixou marcas. Em todos nós. E gerações à frente, daqui do nosso lugar de filhos, na nossa família de origem, não temos a visão global (sistêmica) de nada do que aconteceu antes. O que chegou até nós são fragmentos, pedaços de narrativas emocionais, segredos, conquistas, resíduos.

A história contada está sempre incompleta. E mesmo assim, incompleta, ela ocupa um forte lugar no nosso imaginário, na nossa alma. Ela existe cheia de vida dentro de nós, emociona, causa dor ou orgulho, traz sentimentos de pertencimento ou exclusão. Tem uma força inexplicável. E um poder inconsciente, capaz de definir nossas escolhas, de nos impulsionar vida afora ou nos fazer evitar o amor, com medo de repetir algum grande sofrimento que muitas vezes nem sabemos qual foi.

Minha avó paterna veio da Itália. Repetindo a cena épica da novela global *Terra Nostra*, que retratou a saga heroica de uma família fictícia que representava inúmeras famílias italianas (e de outras nacionalidades) que chegaram ao Brasil tentando uma "nova vida" em uma "terra nova". Minha avó Dulciana veio de navio com seus pais Giuseppe e Joana (que eu não sei se de fato era Joana ou Giovanna), aos 3 anos. Deixaram para trás a Itália, uma vida, vínculos e sonhos. Lá ficaram histórias da nossa origem das quais eu nunca soube nem saberei. Histórias que nasceram, viveram e tiveram o seu fim dentro do tempo da existência dessas pessoas.

Aqui no Brasil, minha avó construiu uma família com meu avô João Baptista, de origem portuguesa, e com ele teve cinco filhos, sendo o caçula o meu pai. Meu avô morreu quando meu pai tinha apenas 9 anos, e sua ausência marcou para sempre a vida dele e de todos.

Por meio do encontro desse caçula com a minha mãe, cujos pais eram pernambucanos, descendentes de famílias de holandeses no ramo materno e brasileiros cearenses no ramo paterno, a vida chegou até mim. Por isso, tenho a mais profunda reverência e gratidão, especialmente depois que compreendi que a vida segue da maneira como é possível para cada pessoa, para cada família. E que a vida sempre dá um jeito de seguir adiante. A vida é uma força maior, a vida se serve dos amantes na ânsia por si mesma, para se manifestar, como disse Karin Schöeber, experiente consteladora familiar austríaca com décadas de trabalhos na área. É um milagre indescritível que não podemos alcançar nem controlar, apenas descrever e contemplar, e sobre o qual deposito, para sempre, a minha gratidão.

Aos meus 42 anos, Nilza, minha tia mais velha, então com 92, fez sua passagem. Coube a mim a tarefa de ir, com o coração despedaçado, depois da morte dela (que, da família inteira do meu pai, foi a última a morrer), desmontar minha casa de infância, a casa da avó. Lá onde vivi os mais acolhedores e protetores anos da minha infância: correndo atrás de ovos de Páscoa com meus primos, me surpreendendo com o Papai Noel, levando mais de uma dezena de amigos da vizinhança para tomar picolé, brincando de esconde-esconde na rua até tarde da noite em uma vizinhança cheia de crianças – uma bênção quase literária de uma infância feliz e de muito, muito brincar.

Todos haviam partido e, naquela casa, tudo estava intacto, enquanto a vida parecia ter sido pausada: no ar, em suspenso, estavam os registros de tudo o que ali foi vivido e compartilhado, as doenças com as quais eles lutaram (que não foram poucas), as histórias contadas por tantas noites, o piano desafinado tocado por todos na sala de jantar, a cadeira de balanço onde minha avó se sentava todas as tardes, o cheiro da comida da Maria, as plantas da varanda pintada de verde e – para a minha surpresa – as cartas da outra tia que nunca conheci e, mesmo assim, amava profundamente. Ouvi muitas vezes, com atenção, as histórias sobre a vida dela, a tia Laura, que morreu precocemente aos 36 anos.

Sempre fui daquelas crianças que ficavam quietas para escutar as conversas dos adultos. Estava sempre por perto, me sentava ao lado, ou no colo, quietinha, escutando. Amava aquelas histórias. Amava a Itália, onde nunca tinha pisado: amava a língua, a *pasta*, a música; cresci e passei a falar com as mãos, como uma italianinha. Os pais da minha avó paterna tinham medo, quando chegaram ao Brasil, de serem deportados. Não sei o porquê, mas descobri depois que ela foi registrada aqui como se fosse brasileira já aos 3 anos. Eles eram da região de Milão, tinham o sobrenome "Ferrari" e origem muito humilde, como tantos que chegaram aqui da mesma maneira.

Provavelmente por conta desse medo, minha avó se furtou a falar ou ensinar italiano aos filhos. Eles não aprenderam italiano, apenas a tia Nilza, a mais velha, sabia algumas palavras. Porém, por alguma razão desconhecida para mim, tantos anos mais tarde, comigo, a filha caçula do seu filho caçula, ela decidiu falar italiano. Ela me escolheu para isso e até cantava comigo algumas canções italianas. Assim, essa língua está viva em uma parte da minha alma com um amor profundo, cheia de significados que desconheço. Muitas vezes, quando estou fora do Brasil, as pessoas me perguntam se sou italiana. Sem saber, eu sei o porquê. Na adolescência, escrevia poemas em italiano com uma espantosa facilidade... embora hoje eu me lembre de muito pouco.

Voltamos então ao dia em que fui até a casa com a missão de desmontá-la, junto com parte das memórias tão vivas da minha infância feliz, da minha família ítalo-portuguesa tão amada, que tanto me protegeu, com registros também de toda adolescência e de uma boa parte da minha vida adulta.

No quarto da tia Nilza, onde passei a maior parte do tempo conversando, sendo acolhida por ela e ouvindo as histórias de família, encontrei uma mala cheia de cartas que eram da tia Laura. As cartas dela tocaram profundamente a minha alma e confirmaram histórias que eu havia escutado a vida toda, dando luz, cores, contornos, detalhes, informações que presentificavam as narrativas. Foi muito impactante ver, através das cartas, toda a vida da tia Laura recriada: tornando presentes os detalhes que ouvi por muitos anos quando pequena. As histórias fizeram-se reais! E eu me sentia transportada para uma outra dimensão – para a vida dela, com tempo e distância eclipsados naquele momento presente.

Assim, senti o grande amor que ela viveu por Dino, seu noivo italiano, a dor avassaladora que atravessou a alma dela quando ele morreu muito cedo, de forma dramática. Apenas dois anos depois de ter adoecido pelo impacto da perda do seu amor, ela também morreu, sem que nunca se completasse a promessa do casamento. Uma saga romântica e dramática, estilo "Romeu e Julieta", que manteve o casal preso em um mesmo destino, no qual o amor vincula duas pessoas e uma delas segue a outra para a morte, permanecendo juntas.

Hoje, quando abro o campo de uma constelação familiar, é exatamente o mesmo que acontece: tempo e espaço colapsam no *aqui e agora*, e todos conseguem sentir (cada um de acordo com a sua sensibilidade e percepção) sentimentos, pensamentos, entrelaçamentos amorosos, desamores, ódios, dores... todos recebem informações sobre um enredo familiar antigo que se recria de forma tão real, fiel e profunda que, às vezes, parece mágica. São informações que têm o poder de transformar (talvez definitivamente) o nosso olhar sobre a nossa origem, sobre a nossa família, sobre dramas familiares, sobre como nos sentimos, sobre quem somos...

Quantas outras histórias de fidelidade amorosa não vemos entre casais idosos, quando um parte logo depois do outro... entre pais e filhos, quando filhos se sacrificam e seguem os pais em seus destinos trágicos, em uma rota definitiva, quando a alma deles diz "eu também, papai" ou "eu também, mamãe". Eu me lembro de uma garota de mais ou menos 15 anos, filha de um conhecido e admirado médico da minha cidade de origem. O pai teve câncer, morreu e, em menos de um ano e meio, a menina teve câncer e morreu também.

Pouco compreendemos ainda sobre esses entrelaçamentos, sobre esses laços de família tão irracionais, profundos, definitivos e cheios de um vínculo de amor que exige fidelidade para além da vida, até a morte, algumas vezes. Bert Hellinger chamou esse amor, essa fidelidade/lealdade absoluta que nos faz repetir de forma inconsciente certos padrões de comportamentos familiares, de "amor cego".

Hoje sabemos o quanto essas repetições estão presentes no nosso enredo familiar. Não somente nesses exemplos, mas em tantos outros. É precisamente através desse "amor cego" que as pessoas ficam presas a comportamentos, padrões emocionais, sentimentos e destinos. É isso que leva a alma de um filho cujo pai foi alcoólatra por toda a vida a beber também e tornar-se dependente do álcool, entre tantas outras histórias familiares de repetições de comportamentos indesejáveis, contra os quais as pessoas lutam e diante dos quais sentem-se impotentes e frustradas porque não conseguem mudá-los.

Oswaldo Santucci, constelador e formador em constelações familiares no Brasil há mais de trinta anos, me falou certa vez que "o sistêmico vence", ou seja, ele me dizia que, na forma autômata com que a vida transcorre para a grande maioria das pessoas, somos levados a repetir o que marcou a nossa alma: por dor, por força de sobrevivência, pelo fantasma de um segredo, por uma rejeição, por uma estratégia de superação, por amor, por exclusão. Roberto Crema, psicólogo e reitor da Universidade Internacional da Paz (Unipaz), chama de "hipnose familiar" esse mesmo processo de fidelidade cega que nos leva a repetições inconscientes, especialmente de comportamentos danosos e autodestrutivos.

Quando dizemos "o sistêmico" estamos nos referindo exatamente à força invisível da nossa alma coletiva, que empurra e gera o que gosto de chamar de "movimentos de alma" das pessoas. O sistêmico são os registros emocionais e traumáticos coletivos que nos habitam, que não são somente memórias, mas que estão gravados em nosso sistema nervoso central e são partes constitutivas de quem somos: raízes que definem **o quê** e também **como** fazemos o que fazemos. A dimensão sistêmica refere-se aos laços invisíveis, cordões de alma que nos ligam aos nossos antepassados e a todos os dramas que eles vivenciaram e que, de uma forma profunda e incompreensível para nós, permanecem a nos influenciar porque foram deixados incompletos.

As crianças sentem muito cedo em suas almas o desejo de resolver pendências de seus pais, avós e até de outros antepassados mais distantes. Sentem-se empurradas em certas direções; para o caminho daquilo que não pôde ser expresso, não pôde ser vivido, de dores insuportáveis e inaceitáveis, de rupturas drásticas, de banimentos. É assim que as gerações subsequentes permanecem vinculadas ao passado e seguem vivendo dramas semelhantes ou complementares.

A psicologia nos mostrou, com disruptiva clareza, que somos todos regidos por comportamentos e desejos inconscientes. Por volta de 1900, Freud[1] foi duramente criticado quando afirmou que nossa alma, nossos sentimentos, desejos e impulsos não são controlados pela nossa mente, na maior parte do tempo da nossa vida, e que o inconsciente atua em nosso comportamento e o influencia e determina, preponderantemente. Jung[2] foi além de Freud e considerou que não só temos um inconsciente pessoal, com os registros de nossos traumas, desejos inconfessáveis e impulsos reprimidos, mas também um inconsciente coletivo – com o qual ele se deparou, de forma brilhante, ao comparar desenhos dos seus pacientes psicóticos (do famoso hospital psiquiátrico Burghölzli, em Zurique, na Suíça) com desenhos de povos nativos da África (que ele visitou) e desenhos medievais (que estudou a fundo). A partir desse momento, começamos a compreender que existe um substrato universal, que existe algo que se conecta e se comunica com todos os seres humanos e suas psiques, independente do tempo ou do local em que as pessoas estejam vivendo. E nós influenciamos e somos influenciados por esse inconsciente coletivo muito mais do que supomos.

1 **Sigmund Freud** (1856-1939) foi um neurologista austríaco, fundador da psicanálise, um método de investigação do comportamento humano que acontece através do diálogo entre o paciente e o psicanalista. Seus estudos foram muito importantes para o avanço da psicologia.

2 **Carl Gustav Jung** (1875-1961) foi um psiquiatra e psicoterapeuta suíço, fundador da psicologia analítica. São dele estudos importantes sobre arquétipos e inconsciente coletivo. Seu trabalho influenciou muitas pesquisas na psiquiatria, psicologia e ciência da religião.

Com o avanço das pesquisas científicas, a física quântica nos mostrou que não há realidade objetiva, pois nós afetamos e somos afetados pela realidade o tempo todo; não há neutralidade diante da nossa presença. Os estudos de Rupert Sheldrake[3] sobre "campos morfogenéticos"[4] nos dão parâmetros para a possibilidade de recebermos e repetirmos comportamentos, pois explicam como estamos todos interligados e como todos tendemos a repetir "padrões" por estarmos inseridos em um inconsciente familiar que é um "campo de informações". Seguindo por esse caminho traçado por Sheldrake, tudo vai se tornando mais plausível e compreensível para nós.

E assim aparecem as constelações familiares como uma possibilidade de trabalharmos nossa alma coletiva de forma mais profunda, avançando para além dos dados meramente biográficos (tomados como principal objeto de estudos para a maior parte das psicoterapias tradicionais) e olhando para informações, narrativas e acontecimentos **transgeracionais**. Nossos comportamentos não são só nossos, e as soluções possíveis para muitos sofrimentos e conflitos nos pedem que retornemos algumas gerações para compreendermos o lugar que ocupamos em nossa família de origem, resgatando um princípio de **ordem** que restaura a harmonia, resolve conflitos, promove conciliações e inclusões, dissolve culpas e torna a vida das pessoas mais leve.

---

3 **Rupert Sheldrake** (1942) é um biólogo inglês, PhD em bioquímica, que estuda biologia celular desde 1981. Ele investiga, principalmente, aspectos inexplicáveis do comportamento animal, como habilidades telepáticas e premonições. É dele a teoria dos campos morfogenéticos.

4 De acordo com Sheldrake, o campo morfogenético é um processo no qual as espécies (desde plantas até o ser humano) herdam uma memória de seus semelhantes. Essa memória é coletiva e cada indivíduo influencia e é influenciado por ela. Nós sintonizamos essas memórias em vez de armazená-las em nosso cérebro. Nas constelações familiares, o campo nos mostra como as pessoas podem sintonizar essas memórias.

A genialidade dessa ferramenta é o caminho terapêutico que responde com exatidão à pergunta que milhares dos meus alunos sempre me fazem: "Anna, como fazemos para deixar de repetir comportamentos tóxicos, que nos feriram tanto e ferem outras pessoas, que não queremos perpetuar?". Porque a grande angústia de muitas pessoas é quando, após anos de psicoterapia, compreendem tudo sobre seus comportamentos e ainda assim não conseguem mudar alguns deles que causam sofrimentos imensos.

Aqui as constelações familiares se diferem das psicoterapias tradicionais: profundas, cognitivas ou existenciais. Para responder a essa pergunta, vamos percorrer, neste livro, um caminho recheado de histórias reais, principalmente de mulheres (que hoje, nesta data que escrevo, entre meus alunos já somam mais de 9 mil). Histórias cujas autoras puderam se sentir mais livres, um passo de cada vez, deixando o passado para trás e vislumbrando um novo caminho para si mesmas na direção legítima e singular da própria essência, honrando e se (re) conectando com a força de suas famílias e origens.

Neste livro, compartilho com você a forma como a abordagem sistêmica transformou também o meu olhar sobre meu trabalho com mulheres, casais e famílias e sobre a maneira com que conduzia e oferecia ajuda terapêutica como psicóloga e psicoterapeuta. Depois que conheci e estudei a enorme amostragem mundial que temos sobre o trabalho das constelações familiares (e proporcionalmente ainda pouco referencial teórico que as apoie e explique), e especialmente depois que passei a utilizá-las em meus grupos, workshops, atendimentos, cursos etc., passei a enxergar nossa alma, nossa origem, nossas repetições transgeracionais de padrões de comportamento e (quase) tudo de forma coletiva. A abordagem sistêmica fez o meu trabalho crescer imensamente, de uma forma até mesmo inesperada para mim.

Não pense que é um caminho fácil. Muito menos que conseguimos simplesmente nos livrar de tudo o que nos antecedeu como num passe de mágica. Mas, sim, é possível deixar o passado para trás gradativamente, **a cada passo**, com respeito e gratidão. E esta é **a exigência**: só é possível seguir adiante quando nos reconciliamos interna e profundamente com o passado, **dentro de nós**. Por conta dessa exigência, muitas pessoas recuam e permanecem validando as próprias queixas, faltas, críticas, dores legítimas. E não conseguem seguir.

Há aqui uma clara escolha. Você vai compreender, a cada capítulo, como tudo isso se conecta, e também como acontece, de maneira prática e descritiva, o famoso ritual terapêutico (não uso em nenhum momento essa palavra em sentido religioso) das constelações familiares; por que elas são tão disruptivas, impactantes, reveladoras; por que algumas vezes permitem mudanças tão profundas de maneira instantânea e, outras vezes, provocam reações fortes e resistências pesadas nas pessoas.

Vou levar você para conhecer essa ferramenta mais de perto de modo profundo e claro, de modo vivo, entrando junto comigo, que estou narrando e partilhando pela primeira vez alguns dos muitos registros emocionantes que presenciei. Também vou falar sobre dores da alma humana, dramas familiares e janelas de soluções possíveis. Tudo isso compreendendo que, como qualquer outra ferramenta terapêutica, existem limites. Precisamos sempre observar que os resultados, respostas e soluções estão condicionados àquele que pede ajuda, ao quanto consegue transitar desse lugar de dor (revisitando suas dores, nesse já conhecido e muitas vezes evitado lugar) para desencadear seu processo interno de cura. Compreendendo que toda cura é sempre, necessariamente, uma autocura.

Nunca temos controle sobre até onde uma pessoa pode ir. A singularidade humana nos surpreende sempre. E o que tenho presenciado é uma sucessão de processos surpreendentes, com pessoas que vão muito longe em suas capacidades de ressignificação, reconciliação e desvinculação de histórias e pendências do passado. Isso permite que elas sigam adiante mais livres e mais inteiras. Foi exatamente isto que fez as constelações familiares se propagarem por todo o mundo e gerarem, até hoje, uma forte curiosidade nas pessoas: seus resultados impressionantes para conflitos antigos e questões que as pessoas muitas vezes consideravam sem solução, ou que já trabalharam por anos em outros tipos de terapia.

Há ainda um fator singular nas constelações familiares (que trato no capítulo 3): o fato de se apoiarem nas percepções tanto dos participantes quanto dos próprios consteladores. O fato de não sabermos toda a história daqueles que vieram antes nos conduz a sentimentos profundos, a percepções e informações que são apreendidas na hora da constelação, diretamente do campo familiar de quem se coloca para constelar. Tudo isso será explicado detalhadamente, já que parece fascinar ou assustar as pessoas.

Cada vez mais, todos vamos compreendendo que vivemos, aprendemos, pesquisamos e trabalhamos em uma sociedade da informação, que estamos todos imersos em um grande campo de informações. De fato, estamos, nas mais diferentes esferas da sociedade humana, aprendendo a acessá-las e decodificá-las, e este é o curso natural do crescimento da civilização humana. Vejo, nas constelações, precisamente, que isso começou a acontecer na esfera terapêutica - inclusive, em certa medida, em vários momentos, impondo-se à análise e interpretação racional do terapeuta. Considero isso um grande passo rumo a novas terapias que expandem nossa forma usual de lidar com sentimentos, comportamentos e conflitos. Terapias que validam estados expandidos de consciência como naturais e que priorizam a autonomia e o pertencimento dos indivíduos: às suas famílias, aos seus países, às suas culturas e à raça humana.

Bert Hellinger, um filósofo alemão que foi padre, viveu o *apartheid* na África e revisitou diferentes abordagens terapêuticas até chegar a este modelo que hoje conhecemos e divulgamos como "constelação familiar", foi considerado o pai desta técnica. Ele tem o mérito de ter sistematizado um método e difundido por todo o mundo. É dele o esforço genuíno de levar tal técnica nova e superquestionada aos quatro cantos do mundo, expondo-se com absoluta coragem e realizando constelações públicas, em grupos, diante de câmeras de televisão, em dezenas de países. Apenas para citar, Bert Hellinger fez também o que se chamou de "grandes constelações", olhando para conflitos entre nações e para os movimentos de alma coletivos. Essas constelações apontam a direção daquilo que ele mesmo chamou de "*Gheist*", ou "consciência da unidade", uma espécie de grande inconsciente coletivo que permeia todos os povos, toda a humanidade, retratado por ele como uma força espiritual maior do que tudo presente na "alma coletiva" da humanidade.

Essas grandes constelações que trataram de temas nevrálgicos, como o nazismo alemão, o conflito entre Israel e Palestina, entre outros, mostraram o quão longe a percepção e o empenho pessoal de Bert Hellinger pôde chegar, usando e expondo esta ferramenta ao mundo.

Aqui, neste livro, também vamos olhar para a dimensão espiritual (e *transreligiosa)* da obra de Hellinger. Em seu último livro, *Meu trabalho, minha vida*, ele narra detalhadamente todas as fontes de teoria e prática terapêutica das quais bebeu para construir o método, honrando inclusive outros grandes terapeutas que já caminhavam na direção do tratamento com famílias e que foram inspirações para o seu próprio trabalho, como Virginia Satir e Iván Böszörményi-Nagy, entre outros.

Vou compartilhar com você as aplicações das constelações nos campos em que trabalhei, compreendendo que todo campo é uma tessitura de registros e informações e que a nossa consciência é também uma unidade de informações que nos chegam através do passado, que se corporificam em nós, no nosso corpo, no presente, e extrapolam para o futuro, uma vez que a consciência sobrevive *antes*, *durante* e *depois* da nossa existência. Exatamente por isso, podemos acessar as memórias e informações daqueles que aqui estão, dos nossos antepassados que já viveram e morreram, e até fazer algumas projeções para o futuro. Tudo a partir de nós mesmos, de cada indivíduo que se abre por uma interconexão com sua alma coletiva e seu campo familiar. Essa é, para mim, a dimensão espiritual (e não religiosa) da ferramenta que rasga tempo/espaço e nos confronta com as consciências humanas, recriando seus dramas e apontando soluções de amor e inclusão que nos emocionam, transformam e curam.

Desejo uma boa navegação pela narrativa das aplicações e histórias vivas e cheias de emoção dessa ferramenta que pode ser uma porta para um novo tempo e um novo modo de ajudar as pessoas e, principalmente, para que elas se ajudem e ressignifiquem, sozinhas, as próprias histórias a partir de seus registros e percepções.

Introdução

[...] cada ser humano carrega um baú de memórias do seu clã, os passos discretos dos antepassados, a própria árvore genealógica com as raízes encravadas no interior da alma.

Roberto Crema[5]

Este[5] livro dá vida ao meu desejo de compartilhar os resultados da minha caminhada pessoal – com todos os seus percalços, descobertas e transformações – diante do impacto disruptivo que as constelações familiares tiveram sobre mim, sobre minha vida e consequentemente sobre meu trabalho (em sua maior parte) com mulheres de todo o Brasil e também espalhadas em dezenas de países do mundo nas últimas duas décadas.

As constelações familiares chegaram até mim quando eu já tinha iniciado meu trabalho como terapeuta. São uma ferramenta terapêutica sistêmico-fenomenológica que foi organizada e difundida pelo filósofo alemão Bert Hellinger, utilizada em muitos países do mundo nas áreas clínica, educacional, e no Brasil de forma pioneira também na área jurídica, entre outras. Seu

5 CREMA, R. **O poder do encontro**. Brasília: Unipaz, 2017.

grande diferencial é perceber e tratar os indivíduos como parte de seus sistemas familiares; ou seja, nenhum indivíduo é visto de forma isolada, mas leva-se em conta o contexto familiar, e especialmente as interações, comportamentos e o impacto de tudo que ocorre *entre* as pessoas.

O que essa técnica traz de revolucionário – e muitas vezes de polêmico – é a maneira como revela a conexão do nosso comportamento com nossos ancestrais, incluindo aqueles com os quais nem convivemos ou nem conhecemos, ou histórias de vida que nunca foram contadas para nós.

Além disso, são uma técnica muito rápida e profunda, "cirúrgica", que revela os chamados movimentos da alma, ou seja, comportamentos que nos parecem invisíveis no cotidiano, mas, quando revelados pela técnica terapêutica, impactam, comovem, chocam e geram grandes transformações. Os principais resultados são na direção de profundas reconciliações e entendimentos de conflitos muito antigos ou vistos, por exemplo, como "sem solução" por milhões de pessoas e famílias ao redor do mundo. Isso se dá, em grande medida, por auxiliar as pessoas a fazerem um processo interno de assentimento diante de acontecimentos, traumas, e situações dolorosas que vivenciaram. A partir desse processo, os eventos difíceis que foram vividos *ganham um lugar* na alma daqueles que os sofreram, desencadeando um movimento de inclusão de pessoas, situações e acontecimentos de sua própria história. Falarei mais detalhadamente sobre isso nos capítulos do livro, explicando inclusive a técnica e seus efeitos.

Eu considero as constelações familiares uma terapia do invisível, porque nos conduzem a enxergar o que está por trás dos nossos comportamentos e entendimentos que temos sobre eles: as intenções ocultas, não expressadas, além de vínculos profundos de alma com outros membros familiares excluídos, vínculos dos quais não temos consciência. Isso nos arremessa para muito além de nós mesmos, na direção da nossa alma coletiva e daquilo que *em nós* foi herdado e, contudo, permanece ativo.

Quero compartilhar com você minha prática como terapeuta sistêmica e consteladora familiar; oferecer algumas ferramentas que minhas milhares de alunas e centenas de *coaches* utilizam; e contar aquilo que tenho escutado de tantas pessoas, ao longo deste caminho. São relatos de resultados emocionantes de transformação e cura e histórias que me encheram de gratidão e propósito.

Atribuindo, nos últimos anos, o olhar sistêmico às questões mais frequentes trazidas até mim por milhares de mulheres, compreendo que o tão discutido e necessário empoderamento feminino ganha um caminho completamente diferente: um caminho interno de reconciliação e apropriação da nossa origem. Essa reconciliação nasce principalmente da cura da relação com aqueles que vieram antes: pais, avós, bisavós, e de uma forma especial para nós, mulheres, a cura da relação com a nossa mãe e com toda a nossa linhagem feminina, além de seu padrão e forma específica de expressar o feminino no mundo.

Este caminho que vou mostrar é o mesmo que precisei trilhar quando vivi a maior crise existencial de toda a minha vida até hoje. O que desencadeou essa crise foi a doença da minha mãe: um câncer que durou oito longos, difíceis e importantes anos, até a sua morte, um mês antes que eu completasse 30 anos. Eu estava despedaçada. Depois de ter atravessado toda a doença e enfrentado a morte ao lado dela, estava com o casamento em crise, um filho pequeno (que eu tanto amava) para cuidar e me sentia perdida e muito infeliz.

Naquele momento, a voz da mulher em mim emergia com toda a força dizendo: *Olhe para si mesma! Faça algo por você! Encontre uma maneira de se fazer feliz!* Eu precisava achar uma direção e precisava ser melhor para o meu filho, só isso me importava naquele momento. Porém, ainda não tinha compreendido que, para ser melhor para o meu filho, precisava percorrer um caminho antes: essa **jornada** era *sobre mim* e era *para dentro de mim*.

Fui atirada nesse movimento em busca de mim mesma ao mesmo tempo que tinha que escrever minha dissertação de mestrado na PUC-SP, cujo título era *Maria Madalena: o feminino na luz e na sombra*. Eu também estava iniciando o meu primeiro grupo terapêutico para mulheres como psicóloga e lidando, dentro de mim, com a profunda dor do luto pela perda da minha mãe.

Esse foi o primeiro de centenas de grupos terapêuticos para mulheres que criei e que depois se chamaram Círculos de Mulheres. Neles aprendi, compartilhei, mediei conversas, vivi experiências tão significativas **para e com** as mulheres que fui levada a buscar novas ferramentas e possibilidades, novos olhares sobre o ser humano.

Foi nesse caldeirão de aprendizados que elaborei todas as grandes e significativas alegrias e permissões que minha mãe me deu na vida. Ao mesmo tempo, ressignifiquei todas as dificuldades que tinha vivido com a doença e a morte dela. Mergulhei simultaneamente nos estudos sobre o feminino fora e dentro de mim, e em uma intensa reflexão sobre ser mulher a partir da minha relação com a minha mãe.

Enquanto escrevo este livro, completo quase duas décadas de trabalho com mulheres por todo o Brasil e diversos países do mundo. Nos últimos quatro anos, através do meio virtual, essa escuta de mulheres ficou ainda mais intensa e cresceu incrivelmente por conta da divulgação on-line do meu trabalho. Escutando milhares delas, descobri que a relação de mulher que temos com nossa mãe é de luz e de sombra, de amor e também de muitos conflitos, culpas, queixas e mágoas para muitas de nós. As relações entre mães e filhas são o tecido afetivo mais belo e delicado, complexo e multicolorido, pleno de significados, sobre o qual nasce a nossa própria identidade e sobre o qual depositamos o nosso olhar para a vida.

Nossa identidade feminina é uma colcha de retalhos: somos constituídas de um pedaço enorme da nossa mãe, retalhos grandes das avós (materna e paterna) e outros tantos pedaços de tias, madrinhas, irmãs, primas, cunhadas, sogra, incluindo vizinhas, amigas da mãe, babás, empregadas domésticas e outras tantas dedicadas mulheres que possam ter habitado nossa cena familiar. Nossa alma feminina é coletiva. Foi construída por **muitas mãos**.

Conectando-se com os saberes do passado

A menina em nós aprendeu silenciosamente sobre si mesma, olhou para si mesma, observando e escutando as mulheres que estavam ao seu redor. Ou aprendeu e cresceu com a sombra da ausência delas, em outros casos. Mas nós nos esquecemos disso! Esta é a grande questão: de forma coletiva, estamos, em alguma medida, desconectadas das mulheres que vieram antes de nós, que povoaram o nosso imaginário, que trançaram nossos cabelos, que curaram nossos machucados nos joelhos. Estamos distantes das histórias e da maneira de viver das mulheres que nos alimentaram.

Houve uma grande ruptura histórica, cultural, tecnológica, relacional, comportamental, intelectual e emocional. Existe uma percepção de que somos – nós, mulheres do mundo contemporâneo – melhores em tudo: temos mais autonomia, mais recursos, mais saberes, mais conhecimento etc. E, de fato, temos muitos recursos e aprendizados importantes nos dias de hoje. Assumir, porém, todo o saber e a autonomia que nós temos atualmente não invalida o saber das nossas antepassadas. Nós ainda precisamos conhecer como nossas mães, avós e bisavós viviam para (re)aprendermos com elas as coisas simples que parecemos não conhecer, muitas vezes: os vínculos, a capacidade de amar e sermos amadas, a conexão com nossos corpos femininos, a conexão com a natureza, a sabedoria da cura pelas ervas, a paciência, o confiar na vida, a intuição instintiva, o estar entre mulheres de forma colaborativa, as comidas, as bênçãos, os filhos, o parir, e por aí vai...

Muitas de nós olhamos para o passado com distanciamento: emocionalmente desconectadas e desinteressadas; ou permanecemos vinculadas, de modo inconsciente, a comportamentos dessas mulheres, mas temos críticas severas e julgamentos. Ou, ainda, rejeitamos o modo de vida e os saberes "ultrapassados", "mágicos" e percebidos quase como infantis e que nortearam o modo de vida, as crenças, as relações da nossa mãe, nossas avós, bisavós...

Porém, permanecemos precisando delas, por tudo: pelo reconhecimento de quem somos, pelo profundo sentido e pelos múltiplos significados subjetivos da nossa alma, pelo enraizamento na nossa própria história, para trazermos autoria e singularidade às nossas escolhas na vida. Independentemente de até onde chegamos e do que conquistamos.

Precisamos das referências da nossa mãe e das mulheres do nosso clã como um caminho que nos leva de volta para nós mesmas, para quem somos, para a nossa própria alma. Elas *são* o caminho de entendimento e compreensão sobre quem somos, sobre muito do que fazemos, sobre como fazemos as coisas e até mesmo por que fazemos.

Não somos assim porque somos e pronto. Temos uma história oficial, que nos foi narrada de forma consciente pela nossa família e compõe a nossa biografia; e temos também uma história *oculta*, cuja trama inconsciente envolve a nossa mãe, o nosso pai, os pais e as famílias de cada um deles: os destinos trágicos da família, aqueles que foram excluídos, os segredos, as vergonhas, os fracassos, aquilo que não foi revelado. Nossa história oculta feminina envolve sobretudo a forma como as mulheres que nos antecederam puderam viver: como tratavam os homens, como se relacionavam com as outras mulheres, como olhavam para si mesmas e assim por diante.

E, por causa dessa postura em relação às mulheres do nosso passado, muitas de nós fomos levadas para longe da possibilidade de mergulhar mais fundo no entendimento de quem somos, do lugar de onde viemos e das nossas aparentes impossibilidades.

Através das constelações familiares, podemos ter acesso a informações de várias gerações de mulheres que nos antecederam nos nossos próprios sistemas familiares. Nos possibilita também reconectar esse fio invisível que nos liga a elas e nos traz de volta o sentimento de pertencimento e a segurança sobre quem de fato somos.

Temos, assim, a oportunidade de aprender sobre a forma como puderam se expressar ou sobre a dominação que fez com que se calassem. Tomamos consciência das dinâmicas familiares que não permitiram que elas se sentissem enxergadas e escutadas. Escutamos o que *não foi dito*. As dores desse lugar de invisibilidade em que muitas viveram, seus dramas emocionais, perda de filhos, silêncios, vergonhas, abandonos, traições, desencontros amorosos, raivas, exclusões. Tudo isso habita o nosso campo familiar, tem lugar em nossa própria alma feminina, mora dentro de cada uma de nós.

Encontramos dentro de nós *a mesma dor* desse silenciamento e do não dito. Esses mesmos registros que afetaram profundamente essas mulheres ainda ecoam e afetam a nossa vida hoje. E são, também, esses registros que originam certos comportamentos incompreensíveis em nós, que impactam nossa alma e nossa forma particular de ver a vida hoje. Comportamentos para que nos defendamos de algo que nem sequer enxergamos, ou repetições de modelos que rejeitamos profundamente. Isso nos impede de seguir adiante ou nos faz permanecer paralisadas e sofrendo.

Surpreendentemente, ao nos conectar com a nossa *linhagem feminina,* de maneira consciente e bem conduzida, irrompe em nós uma poderosa força surgida das *dificuldades* enfrentadas por elas, do caminho que as nossas antepassadas trilharam para cada grande sofrimento ou obstáculo vivenciado.

Ao olhar para elas e *dar lugar* a tudo dentro da nossa própria alma, quando nos tornamos conscientes da nossa origem, ao colocar a luz da nossa consciência sobre o nosso campo familiar, podemos ser invadidas pela resiliência, amor, alegria, ousadia, força intuitiva ou instintiva dessas mulheres. Porque é também dentro de nós que reside a mesma força amorosa de tantas gerações: a alegria por servir e a confiança na vida. Luz e sombras que nos habitam.

No Brasil, venho trabalhando com milhares de mulheres que, no campo das constelações familiares, recriam as histórias de três grandes matrizes culturais que nos deram origem: nossos ancestrais *indígenas,* os *negros* – os homens e as mulheres que vieram para o Brasil escravizados – e os *portugueses e demais povos europeus.* Além, claro, dos povos asiáticos, especialmente os japoneses, povos do Oriente Médio (libaneses, sírios, turcos), imigrantes de todas as partes do mundo que, juntos, constituíram a nação brasileira.

Como esses registros ocorrem em nossa vida atual? Por exemplo: uma mulher sente uma raiva incompreensível do masculino e dificuldades em se relacionar com homens. Ao fazer a constelação familiar dela, descobrimos que esse sentimento remonta a uma ancestral indígena que foi pega no laço por um colonizador português várias gerações atrás e foi esse momento que deu origem à sua família.

Outras vezes, percebo sentimentos profundos de vergonha e "menos-valia" em gerações de mulheres negras que não puderam apropriar-se do próprio lugar social, que foram impedidas de se expressar ou que estavam em um não lugar de exclusão e humilhação.

Tudo isso tem uma origem que remonta a gerações passadas que foram escravizadas.

Existem também sentimentos que expressam a dor das rupturas e a necessidade de sempre recomeçar. Algumas mulheres trazem na alma a dificuldade de pertencer. Muitas vezes, quando investigo essa marca, percebo ser o registro de imigrantes europeus que chegaram em navios, daqueles que vieram fugindo de contextos históricos muito sofridos para tentar a sorte no Brasil e deixaram, atrás de si, a dor de toda uma vida construída nos países de origem e a saudade daqueles que ficaram tão longe, do outro lado do oceano.

Essas histórias familiares de rupturas, recomeços, relações de amor e de poder, exclusão e amoroso servir estão presentes em nós, na nossa expressão no mundo hoje, na nossa relação diante do masculino, no nosso posicionamento diante das outras mulheres, na nossa sexualidade, na nossa subjetividade, na nossa contribuição social, na nossa coragem ou vergonha, no nosso impulso para o crescimento ou bloqueios e paralisações.

Solução sistêmica

Em tudo, reconhecemos as nossas lealdades inconscientes (sistêmicas) com nossos antepassados. Essa colcha multifacetada (étnica, cultural, social, sistêmica, emocional, relacional...) é fundante para nossa identidade feminina.

A solução sistêmica para esse resgate exige um olhar ampliado que não se contenta com o indivíduo, que amplia as nossas percepções sobre nós mesmas, que nos faz questionar as narrativas sobre nossas famílias, que rasga o nosso discurso racional para incluir os sentidos, acontecimentos, sentimentos e saberes dos nossos ancestrais e transformar o nosso olhar para quem de fato somos. É o caminho de transformação para soltar aquilo que teve lugar no passado, mas sequer nos pertence; para desativar as nossas lealdades inconscientes e ficarmos livres para encontrar nossa autenticidade e nossa essência. Esse trabalho passa por um reconhecimento de que, dentro dos campos familiares (morfogenéticos), há sempre algo que se repete.

Paradoxalmente, uma geração traz em si, também, a oportunidade da cura. Uma mulher que desperta para si mesma e que se rende àquilo que foi em sua vida e na história pregressa de sua família traz a grande chance de curar e modificar os comportamentos, as escolhas e até mesmo a memória epigenética das mulheres de sua linhagem.

Esse é o trabalho que tenho conduzido direta e pessoalmente com centenas de *coaches*, em formato individual, e com milhares de alunas por meio de workshops on-line, cursos e eventos presenciais, além dos encontros dos Círculos de Mulheres sistêmicos, que facilitei nos últimos anos por diversos estados do Brasil.

A alma recebeu seus próprios ouvidos
para ouvir coisas
que a mente não entende.

Rumi[6]

6 **Rumi de Bactro** (1207-1273), poeta e teólogo sufi persa do século XIII. Citação extraída de: http://avidaescreve.com.br/a-mente-nao-entende/.

Nossa alma feminina é coletiva; foi construída por muitas mãos.

1

A quem pertencemos? Qual é o nosso lugar no mundo?

Quando trabalhei com as árvores genealógicas, compreendi a estranha comunhão de destinos que me ligava a meus antepassados. Tenho a forte impressão de estar sob influência de coisas e problemas que foram deixados incompletos e sem resposta por parte de meus pais, meus avós e outros antepassados.

Carl Gustav Jung[7]

Olhando para os nossos antepassados

Todos nós somos seres conectados ao passado, embora em diferentes medidas. Nossa alma é coletiva. Estamos todos conectados a fios invisíveis de amor, de dor, de traumas, de histórias que não se concluíram, de todos os componentes e personagens que viveram ou ainda vivem conosco nosso drama familiar, incluindo muitos que nem conhecemos, mas que fazem parte do nosso *sistema familiar*, da nossa família. Não importa o quanto tenhamos consciência disso nem o quanto acreditamos ou concordamos com isso... a verdade é que o passado nos afeta a tal ponto que podemos ficar presos a ele, impedidos de seguir adiante.

---

7 JUNG, C. G. apud CREMA, R. **O poder do encontro.** Brasília: Unipaz, 2017.

Ainda que você rejeite a sua família, que acredite que é totalmente diferente dela, que tenha se mudado para longe, que negue ou deseje esquecer e colocar uma pedra sobre o seu passado, nenhum ser humano é avulso. Ninguém nasce e se desenvolve na vida de forma totalmente desconectada de tudo o que ocorreu em sua história. Cada um de nós é fruto desses acontecimentos. *Somos* a nossa história. As consequências boas e dolorosas de tudo o que houve determina, em grande medida, o nosso destino, ou seja: o que vivemos hoje é resultado do contexto com o qual tivemos que lidar e que nos direcionou para cá e para lá; se tivemos dinheiro ou vivemos privações na infância, se atravessamos uma doença ou acompanhamos alguém da nossa família, se perdemos pessoas importantes, se houve acidentes ou mortes repentinas, se conquistamos algo relevante, se tivemos sorte ou oportunidades inesperadas, se vivemos rupturas drásticas, se nos mudamos muitas vezes ou passamos a vida toda em um mesmo local, com as mesmas pessoas, se os nossos pais viveram juntos ou se separaram... tudo nos afetou e determinou quem somos.

A própria percepção do nosso *eu*, daquilo que pensamos sobre nós mesmos e da nossa identidade deu-se a partir dos olhares e das histórias que nos contaram sobre nós mesmos. A maneira como nos reconhecemos no mundo foi costurada por diversas mãos em uma colcha de retalhos que contém muitas ideias, olhares, elogios, críticas, sonhos, sentimentos, percepções, julgamentos e reconhecimentos de todas as pessoas que estiveram conosco (e cuidaram de nós) durante a primeira década da nossa vida, ou por muito mais tempo, na maioria das vezes.

Talvez isso possa soar como algo *ruim e determinista*, mas existem profundas conexões que nos ligam ao passado e aos nossos familiares, incluindo todos os recursos que recebemos: habilidades, talentos, forças, resiliência, capacidade para amar e aprendizados ilimitados desses mesmos antepassados. E é possível que grande parte dessa herança ainda não tenha sido explorada nem derramada em nossa própria vida por cada um de nós.

No olhar sistêmico, vemos que essa conexão é tão forte que nós carregamos hoje, em nossas vidas, pensamentos, sentimentos, ações e escolhas que dão continuidade aos enredos vividos pelos nossos antepassados: podem ser tentativas (inconscientes) de solucionar algo que ficou incompleto lá atrás, repetições, comportamentos opostos ou complementares. A isso – a esse fio inconsciente que vai dirigindo nosso comportamento em muitos momentos da nossa vida – chamo de *movimento* ou *impulso* da alma. Desconhecido por nós, mas não menos potente e presente porque desconhecemos a sua origem.

Uma das grandes contribuições das constelações familiares se dá exatamente aqui: é comum que, após anos de terapia, o paciente compreenda com grande clareza seus comportamentos indesejáveis, reconheça facilmente as repetições, mas muitas vezes se sinta impotente e não consiga mudar. Em grande medida, a diferença entre a abordagem sistêmica e a ferramenta das constelações é justamente a possibilidade de reconhecer comportamentos que não são nossos, ou seja, cuja origem é uma herança familiar. E a partir daí podemos começar a jornada de desativar essa lealdade com os padrões comportamentais dos nossos familiares. Digo "essa jornada" porque desejo que você compreenda, ao longo do livro, que estamos falando de um caminho profundo de desenvolvimento pessoal, e que, como todas as outras terapias, aqui também não existe mágica, nem curas instantâneas (como muitas vezes gostaríamos...), mas existe um alcance maior que extrapola a nossa individualidade e nos permite limpar nossas heranças em busca de uma vida mais plena.

Quando não compreendemos nenhuma causa biográfica aparente para certos sentimentos (medos, vergonhas, tristezas) e comportamentos, ou – ao contrário – quando vemos claramente que a nossa maneira de ser, agir, pensar no mundo repete comportamentos dos nossos pais, tios ou avós, provavelmente estamos vivendo o que chamamos de *emaranhamento sistêmico* (sobre o qual falaremos um pouco adiante). Ou seja, estamos ligados ao destino de outra pessoa da nossa família que nos antecedeu cujo comportamento ou dor está sendo revivido de maneira inconsciente por nós. Isso move nossa alma e nossa psique em determinadas direções para fazer certas escolhas ou presentifica algumas impossibilidades. E nos afeta aqui e agora, mesmo quando se manifesta de uma forma totalmente irracional e inexplicável, ou como uma causa oculta, em certas situações. Reconhecer esses gatilhos familiares inconscientes pode ser a chave para a cura de conflitos antigos, de dramas conjugais, dores e tantos outros comportamentos, atitudes e acontecimentos incompreensíveis para nós. A partir do momento em que constatamos esse emaranhamento, podemos poupar muito sofrimento em nossas vidas. E podemos tratá-los.

Quem pertence ao seu sistema familiar?

Nosso sistema familiar é a nossa mais íntima comunidade de destinos. Quando me refiro a uma "comunidade de destinos", falo sobre como o olhar sistêmico, global, inclusivo, vê essa comunidade. Ao recebermos a vida, ela chega até nós de uma maneira singular e especial, através dos nossos pais. Não houve nem haverá outros pais, outras características, outra história. Quando alguém tem uma grande dor, vergonha ou julgamento, ou sente que sua família é tóxica, ruim, doente, ou vive uma verdadeira ruptura com ela, é provável que haja grandes dificuldades para receber a vida como lhe foi dada e para reconhecer a própria força, que vem necessariamente da sua origem, e que foi extraída daquilo que a fez sofrer, sorrir, crescer e seguir adiante.

Apropriar-se plenamente de nossa vida e de nossa história implica consentir com o caminho que trilhamos, com o que nos fez sofrer e aprender, com luz e sombras e com uma força maior, espiritual, que nos colocou exatamente na família em que nascemos. Essa força maior nos traz a vida de uma maneira muito particular através precisamente dos nossos pais biológicos: com suas potências e faltas, com seus contextos familiares que costuraram os destinos de cada um deles, a partir de suas próprias famílias de origem e de tudo o que viveram, desde que a vida também lhes foi dada, através dos seus próprios pais, e assim geração atrás de geração, até um passado muito remoto e distante.

A cada geração, o mesmo milagre espiritual se repete: um homem e uma mulher se unem e dizem "sim" à vida, que é passada adiante. A vida é imperativa e sempre encontra uma maneira de seguir em frente, mesmo nos enredos mais inesperados. Entre todos esses casais existe uma *ligação profunda de força e de amor*. Um amor maior, espiritual, incondicional, que liga pais e filhos e constrói entre eles um elo profundo e um destino especial, que *determina, até certo ponto, e dá um caminho* para a alma de todos aqueles que pertencem a um mesmo *sistema familiar*.

Por conta dessa *comunidade de destinos*, as pessoas se afetam mutuamente, sendo exatamente quem são e carregando a luz e a sombra de uma alma familiar coletiva cujos desígnios vão além do nosso entendimento. Há um grande mistério aqui. O que sabemos é que temos, por exemplo, famílias nas quais muitos dos seus membros são cantores ou artistas, outras em que quase todos adoecem e morrem por problemas cardíacos, famílias de alcoólatras, famílias de médicos, de escritores, famílias em que vários membros cometem suicídio, outras em que muitos têm câncer...

A alma coletiva que nos habita responde a uma forma de *pertencer* a este destino coletivo comum, e nos empurra em determinadas direções. Cada um manifesta e vivencia esses destinos de maneira específica e particular, mas seja qual for o modo de se expressar, todos afetam e são afetados por todos. Os casais também se atraem por algo maior do que os dois: algo que se constrói *entre* eles, constituído também pelas pendências emocionais dos sistemas familiares de cada um, e que se torna, a partir dessa ligação de amor, uma nova comunidade de destinos.

Pertencemos e pertencem a nós aqueles aos quais estamos *vinculados*, ou seja, todas as pessoas com as quais temos uma *ligação especial e profunda*, que eu gosto de chamar de um *vínculo no nível da alma*. Esse vínculo não foi escolhido por nós, não depende da nossa vontade ou rejeição, e não se desfaz ao nosso *bel-prazer* por conflitos ou exclusões. Esse vínculo exerce uma *força*, exerce certa pressão em nossa alma, e nos movimenta pela vida na direção de algo ou alguém, ou na negação e recusa de algo ou alguém. **No mais profundo da nossa alma, em geral, oscilamos entre estes dois movimentos: conexão e rejeição**. Esses mesmos movimentos revelam a força dos nossos vínculos com todos que fazem parte do nosso *sistema familiar*.

Muitas pessoas fazem parte desse sistema, dessa comunidade, ligadas por laços de sangue (e, em apenas alguns casos específicos, não). Em primeiro lugar, temos o nosso sistema de origem, formado pelas pessoas ligadas a nós por laços sanguíneos: os pais, os irmãos, os tios, os avós e, eventualmente, bisavós. Lembrando que todas as crianças pertencem ao sistema, incluindo as que não nasceram, as abortadas, as natimortas, aquelas que foram entregues à adoção, as esquecidas e todos os meios-irmãos. Todos eles pertencem, de forma igualitária, ao sistema de origem.

Ex-companheiros dos nossos pais que cederam lugar para que o novo sistema nascesse também seguem pertencendo à família de uma forma sutil e especial. Além deles, também fazem parte as pessoas vinculadas a nós através de *vantagem* ou *desvantagem existencial*.

Uma vantagem existencial ocorre sempre que alguém traz para o outro um grande benefício que transforma a condição de vida das pessoas envolvidas. Por exemplo, quando um médico salva a vida de um paciente, ele passa a pertencer ao sistema desse paciente. Um fato semelhante ocorre quando alguém recebe uma grande herança e isso muda completamente a condição de vida da pessoa (essa pessoa se beneficiou da morte de alguém). Também acontece quando um casal adota uma criança: ela pertence ao sistema dos pais biológicos, porém, por vantagem existencial, os pais adotivos criam um vínculo profundo de amor e cuidado que beneficia a criança.

Quando ocorrem relações sexuais com vínculos amorosos entre as pessoas, elas ficam ligadas, vinculadas. Através disso, entendemos por que mantemos vínculos com antigos parceiros ou parceiras, especialmente quando não foi possível fazer uma despedida que honrasse aquilo de belo que foi vivido entre o casal. Muitas pessoas percebem e me relatam que, mesmo já em outros relacionamentos, ainda estão profundamente ligadas a antigos/as parceiros/as que foram muito importantes e de quem não se desvincularam adequadamente, permanecendo conectadas com alguma pendência emocional.

Há ainda as ocasiões de desvantagem existencial que também geram vínculo. Elas ocorrem, por exemplo, quando há um assassinato e a vítima e o assassino criam essa mesma força de ligação. Do mesmo modo, quando há um estupro, constitui-se um vínculo entre vítima e perpetrador. Esses são vínculos diferentes que, mesmo assim, podem ser percebidos e afetam as almas de ambos.

A questão mais importante de nossos sistemas familiares é que todos, igualmente, pertencentes a ele têm um lugar no sistema. Independentemente do que fizeram com a própria vida, dos danos ou das dores que causaram às outras pessoas da família, de doenças, distúrbios, violências ou abandonos, todos estão realmente incluídos. Isso porque as famílias, os clãs familiares, possuem uma *alma coletiva* ligada a Algo Maior que, **de forma inconsciente, exerce uma força de coesão sobre todos os membros** e zela pelo pertencimento de todos, mesmo depois da morte. Todas as pessoas, nascidas ou não naquela família, além das situações citadas acima, pertencem a um *sistema familiar*, e isso é uma dimensão espiritual regida pela *alma familiar* que trabalha, o tempo todo, pela inclusão, pela unidade, pelo pertencimento. Talvez seja irracional, mas é facilmente sentido por todos, esse movimento sutil e profundo no interior dos sistemas e das almas das pessoas, como se mostra no campo das constelações familiares.

Crianças não nascidas são, muitas vezes, excluídas do sistema familiar simplesmente porque não se reconhece a importância de incluí-las, de dar a cada uma delas o seu devido lugar.

Vi centenas de vezes no consultório, durante as Constelações e também ouvindo as experiências de professores que levam a educação sistêmica para dentro da sala de aula, o quanto os irmãozinhos que vieram antes ou imediatamente depois de um aborto, espontâneo ou provocado, ficam conectados, no nível da alma, àquele bebê não nascido, ou a uma criança que morreu. Muitas crianças olham para a morte, colocam-se em risco, apresentam dificuldades de aprendizagem, são diagnosticadas como hiperativas, têm muitos sintomas que prejudicam seu desenvolvimento cognitivo, tudo porque *estão olhando* para aquela criança que não foi incluída.

A experiência com as constelações familiares nos ensina que é muito importante incluir todas as crianças. Essa falta de inclusão gera, no coração da mãe e do pai, uma dor silenciosa. Uma constatação comum entre os casais: os pais, muitas vezes, não manifestam a dor por um aborto espontâneo, pois acreditam que assim estão poupando suas mulheres, as mães. Por outro lado, pelo fato de o homem não manifestar a dor, as mulheres acreditam que aquela perda não foi importante para ele, ou que ele não enxergou o sofrimento dela diante do aborto. Assim, algumas vezes, ambos sofrem calados. Conduzi constelações com homens que choraram copiosamente e puderam contatar a própria dor por abortos provocados muitos anos antes, inclusive em relacionamentos anteriores aos seus casamentos, quando eram jovens.

A psicóloga alemã Marianne Franke-Gricksch, que foi pioneira no trabalho de constelações com crianças dentro da escola, narra com clareza e de forma emocionante em seu livro *Você é um de nós*[8] o impacto que as crianças excluídas/esquecidas têm sobre os próprios irmãozinhos, inclusive sobre sua força física, alegria de viver e capacidade de aprender na escola.

Qual é o seu lugar?

Cada filho tem o seu lugar na família e ninguém deve ser esquecido, ninguém deve ser deixado de lado, tornado um segredo, banido nem excluído. Neste caso, esquecer-se ou não falar sobre alguém tem valor de exclusão. Tudo aquilo que excluímos tem o poder de atração sobre nós e sobre o nosso sistema familiar. Porque a consciência do clã, ou seja, a *alma familiar*, restitui a memória e a presença daquele que foi excluído através da atração que exerce sobre um novo membro, geralmente de uma próxima geração, que se vincula de uma maneira especial àquele que foi excluído, por exemplo, repetindo o seu destino.

Quando uma criança nasce, está completamente aberta e permeável, e se sente impelida, inconscientemente, a repetir o destino daquela pessoa que foi excluída. É muito fácil, dessa maneira, que uma criança esteja emaranhada ao destino de outra pessoa de uma geração anterior. Um exemplo simples e comum é uma mãe que exclui o pai dos seus filhos, faz críticas a ele e de alguma forma – verbal ou não verbal – transmite aos filhos a ideia: "Não seja igual ao seu pai". Quanto mais a mãe age dessa maneira e deseja excluir o que considera intolerável no comportamento do pai, mais a criança se sente impelida, de forma inconsciente, a repetir os comportamentos

8 FRANKE-GRICKSCH, M. **Você é um de nós**. Belo Horizonte: Atman, 2005.

dele, como uma forma de *trazê-lo de volta e dar ao pai o seu lugar de pertencimento*.

É importante mencionar que, para as constelações familiares, os meios-irmãos pertencem igualmente ao sistema e ocupam um lugar de acordo com a ordem de nascimento. Não importa se são irmãos somente por parte de pai ou por parte de mãe. Mesmo em famílias mistas, a ordem de nascimento permanece. Basta colocar os filhos em uma escala que respeita quem nasceu primeiro, para descobrirmos, exatamente, o lugar de cada um.

As crianças que não nasceram por aborto, espontâneo ou provocado, também pertencem e precisam ser inseridas na ordem familiar, a partir da data de nascimento ou de morte. Sendo assim, se antes de você houve duas crianças que não nasceram, na realidade, você é o terceiro filho.

Ao enxergar a totalidade do nosso sistema incluindo todos os membros, somos levados ao nosso lugar. Esse é o nosso lugar de *força e empoderamento*, pois, quando fazemos isso, não precisamos assumir aspectos do destino de outras pessoas nem mesmo ficar olhando para aquele que morreu, de cuja ausência nossa alma se ressente, ou para aquele que não pôde ter o seu lugar validado, cujo destino nos atrai magnética e hipnoticamente.

Uma criança que foi fruto de uma traição, uma criança que morreu em um aborto, um tio alcoólatra que ninguém reconhece como parte da família, uma avó esquizofrênica que foi chamada de louca e desconsiderada, um avô ou um pai que partiu e abandonou a família, todas as pessoas, com todos os seus erros e destinos, têm um lugar no sistema. A alma familiar trabalha pela unidade. A consciência da unidade olha para todos com o mesmo amor e trabalha sempre para reconciliar e unir aquilo que foi rompido, interrompido, separado, afastado. Esse processo de reunificação atrai de volta o destino daqueles que foram excluídos e rejeitados, e cria um grande campo de amor. É desse amor de unidade e pertencimento que vem a paz para todos os membros.

O que fazemos para pertencer?

Já compreendemos que, na vida, a nossa alma partilha de um destino comum com aqueles que pertencem à nossa família. Portanto, tudo o que acontece aos seus membros, de alguma maneira, afeta a nossa alma. Assim como nos sentimos leais e vinculados a pessoas de relacionamentos mais distantes, a todos os membros da nossa cidade de origem, do nosso país, do nosso continente, do planeta inteiro – como membro da humanidade.

Pertencer é uma necessidade humana tão profunda que diz respeito à nossa sobrevivência emocional. É provável que você já tenha se sentido excluído em um grupo de amigos, na família do seu marido/esposa ou namorado/a, na sua própria família (o que é muito mais doloroso) e já tenha experimentado, na vida, uma profunda dor por não pertencer.

Quando pertencemos, nos sentimos conectados, aceitos, apreciados, amados e reconhecidos. A necessidade de pertencimento remonta às necessidades de adaptação, de proteção e sobrevivência dos hominídeos, dos nossos ancestrais mais remotos. Os primeiros homens viviam em bandos e precisavam dessa forma de organização social para permanecer vivos. As condições inóspitas de sobrevivência, os perigos naturais e os grandes predadores constituíam um contexto no qual só era possível permanecer vivo *pertencendo*, estando *em bando, em grupo*.

Para pertencer, nos tornamos iguais aos membros da nossa família: reconhecemos os outros, honramos os seus valores, espelhamos os seus comportamentos, sentimentos, crenças, aptidões, limitações, faltas, dores, potências. Depois que os reconhecemos, quando ainda somos pequenos bebês, passamos a imitá-los, repeti-los, como estratégia para sermos amados, aceitos, integrados ao clã, para *fazer parte*. Ainda se um pouco mais tarde algo nos causar dor, podemos passar a recusá-los, evitá-los, expressar a negação daquilo que nossos familiares expressam. E mesmo assim, das duas maneiras, estamos profundamente ligados a eles: seja por imitação e aderência ou por rejeição e exclusão, **permanecemos vinculados**. Isso explica o fato de que, curiosamente, mesmo desaprovando fortemente sua origem e a forma de vida de seus familiares, uma pessoa permanece ligada a eles e sente, em sua alma, os fios do pertencimento ou a dor profunda de um lugar de exclusão em que possa ter se colocado, na crítica e no aparente distanciamento.

Tudo aquilo que se estabeleceu como um padrão em nossa família é naturalizado pela nossa consciência como certo, como um modelo a ser seguido, e cria inclusive os filtros de valores que nos guiarão pelo mundo. Alguns exemplos disso são: *trabalhar demais*, se nossa família toda trabalha muito; *beber demais*, se é um hábito até mesmo celebrativo nos encontros familiares e um padrão de comportamento; *não cuidar de si mesmo*, se as mulheres (e/ou os homens) da nossa família são grandes doadores e não se cuidam; *responder de forma depressiva* aos embates da vida; e tantos outros modos de ser no mundo. Todos esses hábitos familiares formam padrões dentro de nós que são extremamente resistentes à mudança em nossa vida simplesmente porque aprendemos a fazer assim, porque reconhecemos esses comportamentos muito precocemente como nossos e, portanto, nossa consciência considera isso correto, ou até mesmo fica limitada a essa maneira de viver como um único caminho de expressão na vida. Nós o fazemos de *consciência leve*, ou seja, nos sentimos confortáveis ao repetir esses padrões, porque essa é a maneira com que nos sentimos *seguros*. *Pertencer à nossa família* nos deixa seguros e traz confirmação, validação de quem somos, porque nascemos *precisando* pertencer, como uma necessidade vital para a nossa alma sedenta de amor e vínculos.

O amor se expressa através dos vínculos, ele é a força que conecta as pessoas de uma maneira que não podemos explicar racionalmente. Por essas ligações de amor, somos capazes de oferecer a nossa própria vida, de sofrer profundamente, de adoecer. Impulsionados por esse mesmo amor que nos vincula, podemos nos sentir inteiros, validados, desejados, amados, reconhecidos, estimulados e acolhidos naquilo que somos.

Exercício sistêmico de percepção dos padrões familiares

Responda às perguntas abaixo da forma mais sincera possível, sem julgamentos, sem autocensura e/ou censura a outros membros da sua família.

Sente-se em uma cadeira, coloque uma música bem calma, feche os olhos e crie a seguinte imagem mental: ponha diante de você todos os membros do seu sistema familiar, todos, sem exceção. Vá olhando nos olhos de cada um deles e diga mentalmente, com o coração aberto e expandido: "Você pertence a esta família, você tem um lugar. Eu vejo você".

Vá respirando e olhando para cada um e repetindo as afirmações acima, validando o lugar de cada um, lembrando-se de que você não é nem melhor e nem pior do que ninguém. Que diante da alma familiar somos todos iguais, todos pertencem e têm o direito de pertencer igualmente.

Depois visualize os fios invisíveis de amor que ligam todas essas pessoas a uma mesma *alma familiar coletiva* e a um destino especial dessa família, que nem sempre está claro para nós qual é. Isso não importa! O que importa é que você reconheça que todos estão ligados por essa força de amor e vínculo, por essa alma coletiva, por essa comunidade de destinos. Quando sentir a força que une a todos, agradeça profundamente pela sua vida. Reconheça que esse encadeamento de destinos e histórias familiares, *do exato jeito que eles aconteceram*, permitiram que a vida chegasse até você. Esse é o maior presente!

Agradeça e respire.

Depois abra os olhos e, sem julgamento, responda por escrito às perguntas que seguem:

- Quais são os padrões de comportamento da sua família que você vem repetindo?
- Tem algum comportamento, escolha ou atitude sua que seja diferente de toda a sua família? Como você se sente em relação a isso?
- Você já notou que, quando começamos a tentar fazer diferente (por exemplo, ganhar dinheiro quando todos na família vivem com muita dificuldade financeira; divorciar-se, quando todos permaneceram casados; assumir uma orientação sexual diferente de todos; romper com uma religião que todos seguem etc.), nós nos sentimos mal, nos sentimos culpados, como se algo estivesse *errado*, ou ficamos com a consciência *pesada*? Você já se sentiu assim?
- Qual é o comportamento que você mais detesta? Quem da sua família age dessa maneira? Você já se viu repetindo, direta ou indiretamente, esse comportamento ou uma dinâmica parecida?
- Em relação aos seus comportamentos, o que você mais gostaria de transformar na sua vida hoje?

Lealdades sistêmicas

As lealdades sistêmicas nos contam sobre o quanto as informações dos eventos ocorridos com nossos antepassados, incluindo algumas vezes pessoas que viveram várias gerações antes de nascermos, nos impactam e nos tornam fiéis e leais àquilo que gerou dor e sofrimento a elas, mesmo sem que saibamos disso.

Escutei uma mulher que participava de um curso meu e estava grávida me dizer: "Anna, eu gostaria muito, muito, de ter um parto normal. Mas tenho um medo que é maior do que eu. Agora entendi do que se trata: minha mãe me deu o mesmo nome de uma tia dela que morreu no parto". Embora soubesse da história da tia-avó, ela não a conhecera. Para ela, em todas as suas células, havia uma informação inconsciente, vinda da causa da morte da tia-avó, de que um parto normal representava um perigo iminente de morte. Embora milhões de mulheres no mundo saibam que existe um risco e possam enfrentá-lo, ela estava vinculada ao destino da tia-avó, de quem herdou também o nome, de uma forma tão profunda que o medo era irracional e se transformava em uma total impossibilidade de vivenciar um parto normal.

Somos leais às pessoas que amamos e também àquelas que foram excluídas do nosso sistema. Somos leais aos tabus e valores familiares, somos leais a certos destinos com os quais a família, ou nós mesmos, não concordamos. Somos leais a destinos aos quais ficamos vinculados por herança ou até por um nome que nos foi dado (especialmente para a tradição cristã, *batizar e dar um nome* representam dar um destino especial a alguém). Somos vinculados às intenções dos nossos pais quando nascemos. Como alguns exemplos disso, podemos citar a intenção de substituir um bebê que morreu; o desejo da mãe ou do pai de segurar um casamento com o nascimento de um filho; uma homenagem secreta que um pai ou uma mãe possam fazer a um/a antigo/a parceiro/a nos dando o mesmo nome; e todas as outras intenções que envolvem o desejo pelo nosso nascimento. Essas intenções nos dão também um lugar e um papel na família. Independentemente de concordarmos ou não com essas lealdades, que nos vinculam e pressionam a nossa alma a repetir certos padrões, elas existem e se manifestam em nosso sistema familiar, e explicam com clareza por que, em tantos momentos da vida e diante de certos sentimentos e comportamentos, é tão difícil mudar, por que é tão difícil parar de repeti-los.

Sobre pertencer: histórias das mulheres

Quero compartilhar com você algumas histórias de mulheres com as quais trabalhei, muito diferentes entre si, que ilustram exatamente a forma como a nossa necessidade de *fazer parte*, de pertencer, atua de modo profundo em nossa alma. São histórias que me tocaram muito nos últimos anos:

Não aguento permanecer saudável com a minha irmã doente

Recebi duas irmãs em um dos meus Círculos de Mulheres, e havia dores muito profundas na alma de ambas. A irmã mais nova estava careca, de lenço, tratando um câncer de colo de útero e tinha acabado de fazer uma histerectomia. Tinha muito medo de enfrentar a doença, muita dificuldade de se expor e de pedir ajuda. Já a irmã mais velha sentia o peso de a mais nova não poder ter mais filhos após a cirurgia. Naquele momento, tudo estava sendo vivido com muita dor *entre as duas*.

Em uma noite, em um encontro do Círculo, a irmã mais velha falou: "Anna, eu não estou me sentindo bem há dias! Parece que tem alguma coisa estranha comigo! Cheguei até a fazer uns exames, mas não deu nada. Mesmo assim, com todos os exames em perfeito estado, estou me sentindo muito mal e parece que vou ficar doente". Eu respondi: "Eu sinto que para você está muito pesado permanecer saudável, tendo três filhos e vendo sua irmã mais nova lutando contra um câncer, tendo apenas um filho e sem poder mais engravidar". Ela ficou muito emocionada, e o que falei fez muito sentido para ela naquele momento. E eu acrescentei: "Quando esse peso se torna grande demais, você se sente impulsionada a adoecer também por lealdade a ela. Mas você não precisa seguir esse impulso dessa maneira cega. Também por amor à sua irmã, honre a sua vida, faça algo bonito com ela e dê suporte para a dor dela, olhando com muito respeito para a força dela e concordando com o destino que, neste momento, ela precisa atravessar. Se você adoecesse hoje, em nada isso poderia aliviar a dor da sua irmã. Aguente permanecer saudável ao lado dela e conecte-se com a força dela, com todo o seu amor".

Por lealdade sistêmica, para pertencermos e ficarmos iguais, nossa alma passa a desejar assumir destinos e doenças das pessoas que amamos. A essa força, que atua em nossa alma, nós chamamos *amor cego*. É como se, ao adoecermos, pudéssemos curar ou salvar aquele que carrega um destino mais pesado do que o nosso, para quem estamos olhando.

Um mês depois, no outro encontro, os sintomas que perturbavam a irmã mais velha e a levaram ao médico haviam desaparecido. Ela olhou com amor para a força da irmã mais nova e compreendeu que ela não era vítima do seu destino. Isso trouxe de volta a força para que elas enfrentassem aquele momento, deu a permissão para a mais velha viver saudável e apoiar a irmã que adoecera, e aos poucos a alegria das duas foi ganhando lugar novamente na vida de ambas.

Eu sou a única rica da família

Uma mulher por volta dos seus 50 anos era atendida por mim, individualmente, em um processo de coaching sistêmico. Ela e o marido, com muito trabalho e esforço, construíram uma empresa grande no ramo da construção civil. Aos poucos, a empresa cresceu muito e, com o passar dos anos, isso gerou riqueza e uma vida abundante para eles e seus filhos. Como tinha uma origem muito humilde e seus irmãos ainda viviam com muita dificuldade financeira, ela, tendo uma condição de vida abastada, estava sempre usando seu dinheiro para sustentar seus pais (que, contudo, tinham recursos próprios, ainda que em uma condição de vida muito mais humilde do que a dela), para emprestar aos irmãos, ou para, de alguma forma, gastar de forma exagerada, desperdiçar e colocar seus recursos financeiros para fora da empresa e da sua vida. Por diversas vezes ela repetia com a empresa o ciclo *dívida - riqueza*. A empresa dela havia feito dívidas das quais, naquele momento, já tinha saído, mas a mulher ficava de *consciência leve* quando fazia dívidas, ou quando estava devendo, quando estava sem dinheiro. Ter dinheiro e ter uma vida mais *fácil* era muito pesado para ela.

Ser rica lhe rendia muitos julgamentos por parte dos pais e dos irmãos. Ela se sentia muito ameaçada no seu pertencimento, além de se sentir muito diferente de todos, distante deles, excluída e sozinha. Assim, todas as vezes que a empresa começava a prosperar, logo entrava em um novo ciclo inconsciente de endividamento. E ela me disse: "Eu sou a única rica da família, por isso quero ajudar todo mundo". Por lealdade sistêmica, ser "a única rica" pesava muito para ela, como se fosse egoísta, não merecedora, ou como se não se importasse com as dificuldades e sofrimentos dos outros que tinham bem menos recursos financeiros.

Meu trabalho foi ajudá-la a olhar para trás, conectando-a com todo o seu sistema familiar, com seus antepassados. Olhando para todos os que não puderam ter uma vida *mais fácil*, para todos os que passaram por privações, fome, dificuldades. Convidei-a a olhar para a dor deles e dar a essa dor um lugar na sua alma, receber uma permissão, assim, para fazer diferente, para poder usufruir de uma vida mais *leve*. Esse processo é possível à medida que reconhecemos que só podemos alcançar êxito, amor e riqueza na vida quando utilizamos os recursos que também recebemos do nosso sistema familiar. E, portanto, podemos honrar tudo o que recebemos (os recursos internos que nos levam adiante) expandindo, florescendo e frutificando a nossa própria vida. Eliminar os recursos que desenvolvemos ou que a vida nos trouxe não nos fará iguais e nem minimizará a *culpa* que sentimos por ser ou estar sendo diferentes. É preciso suportar essa culpa, essa *consciência pesada*, compreendendo que o amor permanece, apesar de tudo.

Ela aprendeu que quando nós recebemos algo da vida (dinheiro, amor, alegrias, reconhecimento, vínculos, amigos e tudo o mais de bom que a vida pode nos proporcionar), nós o fazemos com todos do sistema na nossa alma. E eles se alegram, genuinamente, quando seguimos adiante, livres das nossas lealdades, de olhar para trás. Assim, podemos olhar para frente, com respeito por tudo o que houve, fazer um pouco diferente e receber o que a vida nos oferece.

Se você tem a mesma dificuldade, sugiro que faça a meditação a seguir:

Para acessar a Meditação Sistêmica "Receber por todos", aponte o celular para o QR Code ao lado.

2

Desordens no sistema e exclusões

[...] Sempre pensei que teria de responder a perguntas que o destino já propusera aos meus antepassados, sem que lhes houvesse dado qualquer resposta; ou melhor, que deveria terminar ou simplesmente prosseguir, tratando de problemas que as épocas anteriores haviam deixado em suspenso.

Carl Gustav Jung[9]

O sistema familiar

Em nossa alma, carregamos esse profundo desejo, do qual falamos no capítulo anterior, de pertencer à nossa família e ao nosso sistema. Esse elo nos une, pois recebemos recursos, habilidades, conquistas, aprendizados e feitos grandiosos que nossas famílias atingiram. Ao mesmo tempo, no entanto, permanecemos conectados aos destinos difíceis, às questões que não se completaram, às pendências emocionais cujos enredos dramáticos habitam a nossa alma.

Quando nascemos no palco da vida, a peça da qual somos atores já estreou e já estava se desenrolando. Os atores que nos antecederam já amaram, viveram, tiveram filhos, sofreram, entre tantas outras coisas. Resumindo, a peça está em pleno andamento,

9 JUNG, C. G. apud CREMA, R. **O poder do encontro.** Brasília: Unipaz, 2017.

mesmo que não tenhamos assistido às cenas anteriores. E a questão é que, mesmo assim, estamos conectados e damos continuidade a tudo o que aconteceu, pois viver é dar continuidade a essa mesma peça, a um mesmo destino e enredo familiar dramático, humano, imprevisível e cheio de significados e coloridos emocionais.

Porém, quando chegamos para atuar, nem tudo está em seu devido lugar, e estamos em pleno palco da vida, em plena cena, arcando, junto com todos, com as consequências das escolhas dos atores que vieram antes do desenrolar das cenas dessa peça familiar da nossa vida.

O que nos conecta? Nossa alma comum: a comunidade de destino que afeta a todos nós e é até mesmo capaz de determinar comportamentos, amores, culpas, conquistas, pesos, doenças, recursos, falências, sucessos inimagináveis, mortes... todos esses elos nos vinculam através de um amor profundo de pertencimento que ancora a nossa alma neste mundo.

Esse amor que nos vincula é tão vital, profundo, essencial e necessário que nos sacrificamos e ficamos paralisados diante dele ou desejamos até assumir pesos e culpas pelo destino de outros familiares que amamos. Mesmo que isso implique nos arrancar do nosso lugar, que implique desordens, que nos vincule a alguém do passado ou que nos adoeça. Essas são escolhas inconscientes da nossa alma para as quais nem sempre podemos olhar com a luz da consciência. E elas nos movem na busca do equilíbrio, da compensação e da inclusão, por onde uma alma familiar está a serviço.

O campo

Cada um de nós carrega o próprio – e coletivo – campo de informações. O biólogo inglês Rupert Sheldrake nos conta como os campos são influenciados por informações que os levam a repetir padrões de comportamentos de outros campos anteriores, como isso se manifesta na natureza e em todos os organismos vivos. A nossa alma é um **arquivo de memórias único, múltiplo, específico, amplo e conectado à nossa origem social, cultural, geográfica, além de muitas outras pessoas, de várias gerações e também ao pertencimento à espécie humana**.

Para muitos, a forma como, através das constelações familiares, acessamos informações de qualquer membro da família do cliente ainda parece envolta em algo místico ou esotérico. É curioso como no mundo da informação, no qual captamos por ondas de uma rede wi-fi imagens e informações em aparelhos celulares, ainda haja estranhamento sobre a nossa capacidade de acessar informações transgeracionais que também podem ser captadas por ondas emocionais e mentais, e que também criam ressonâncias em todos nós. Vivemos dentro de campos de ressonância. Afetamos e somos afetados o tempo inteiro pelos estados emocionais e mentais de todos à nossa volta, por uma notícia na TV, pelas imagens dos filmes, pelas músicas. Somos seres emocionais e empáticos, reagimos e afetamos tudo e todos. A partir da física quântica, sabemos que uma onda pode tornar-se partícula diante do olhar de um observador. Nunca nenhum ser humano poderá ser neutro diante de qualquer outro, diante de qualquer evento, diante de registros e vestígios emocionais e traumáticos, diante do comportamento, da fala, da expressão ou mesmo da postura corporal de outro ser humano.

Para um constelador ou um representante, acessar as informações advindas da família de um cliente, dentro de uma constelação, é uma desejável e favorável utilização dos mesmos processos de decodificação de informações para o tratamento, a transformação e a cura das pessoas, que reverbera por todos os seus sistemas familiares.

O que precisamos compreender?

1. Todos vivemos imersos em um campo de informações.
2. Podemos acessar essas informações a respeito de nós mesmos, e especialmente a respeito dos movimentos mais profundos da nossa consciência/alma (que não podem ser percebidos através da nossa razão nem das ferramentas usuais para explorar a consciência).
3. Podemos acessar informações sobre o nosso campo familiar, ou seja, receber informações sobre fatos marcantes que ocorreram aos nossos antepassados, inclusive daqueles sobre os quais nunca tivemos nenhum tipo de informação, com os quais nós não convivemos, e aqueles da nossa família que ainda estão vivos.
4. Através das informações que recebemos, podemos fazer alguns grandes movimentos absolutamente curativos:
   - Acessar recursos, ou seja, trazer para a nossa vida, aqui e agora, os aprendizados e as forças que eles tiveram para superar lutas, desafios, conflitos, mortes etc.;
   - Desativar repetições transgeracionais, ou seja, através de um caminho terapêutico podemos incluir pessoas, situações, sentimentos, experiências traumáticas e gerar uma grande transformação (que não é fácil nem instantânea, mas possível). Desta forma, conseguimos, aos poucos e passo a passo, deixar de repetir certos padrões de comportamentos;
   - Reconciliar em diferentes níveis;
   - Incluir pessoas, pedaços da nossa própria história, sentimentos, eventos, traumas etc.

Nós sabemos mais do que sabemos, por isso em nossa alma reside a amorosa e incontestável possibilidade de reconciliação.

Repetições inconscientes

Alguns dos comportamentos que as pessoas que mais amamos têm na vida geram muito sofrimento em nós por inúmeros motivos. E um pedaço da nossa alma carrega a nossa criança birrenta que simplesmente resiste, opõe-se e *não concorda* com aquilo que difere, com aquilo que gera desconforto ou dor. Nós repelimos o que nos causa sofrimento, mas também criticamos, julgamos e rejeitamos aquilo que não compreendemos, aquilo que difere da nossa maneira de olhar para o mundo, para a vida, para o outro. Mas as pessoas não se moldarão àquilo que desejamos, àquilo que acreditamos ser o melhor para elas, e nem teremos como nos relacionar com as pessoas a partir daquilo que imaginamos que seria o ideal.

Na nossa civilização do século XXI, é comum que tenhamos imagens idealizadas dos papéis que todos desempenhamos na vida, especialmente dos nossos pais. Todos sabemos o que seria uma mãe ideal ou um pai ideal baseado em tudo aquilo que a psicologia nos conta, desde o início do século XIX, sobre função materna e função paterna, e sobre o que nós, filhos, precisamos para poder nos desenvolver de forma sadia e segura. Este esperado "padrão de comportamento", construído pela psicologia, ganhou o senso comum e nos impede de ver as pessoas das nossas famílias tais como são. Ficamos presos em imagens idealizadas dos papéis familiares. Para quem trabalha como terapeuta clínica, como eu trabalhei por mais de uma década, é comum saber que próximo das datas comemorativas como o Natal, dia das mães, dia dos pais, pessoas ficarão deprimidas, sofrerão e pedirão ajuda no consultório. Parece que a imagem da família ideal sempre ocupa um lugar de desejo na nossa alma infantil. E a realidade nos mostra que os nossos pais são pessoas comuns, com imensos erros e acertos, e que não nos foi dado o direito de consertá-los nem moldá-los às nossas legítimas necessidades mais profundas, ou aos caprichos da nossa consciência.

Tudo aquilo com que não concordamos ou que julgamos, especialmente em relação aos nossos pais, caracteriza um movimento de exclusão. E quanto mais fazemos o movimento voluntário de não querer ser assim, mais somos. Como expliquei anteriormente, tudo que excluímos tem uma força de atração profunda sobre nós e sobre nossa alma e, de alguma forma, se manifesta novamente na nossa vida. Porque o que pertence reclama o seu lugar e precisará ser representado, novamente, para nós e para a nossa família.

A grande questão que se coloca para todos nós é: por que repetimos, de forma automática, os comportamentos que mais desaprovamos e rejeitamos em nossos pais ou em outras pessoas da nossa família? Por que não somos capazes, sozinhos, de abolir comportamentos que nos fizeram sofrer na infância; que praticamente juramos nunca repetir, mas repetimos, à revelia da nossa própria vontade, com nossos filhos ou dentro dos nossos relacionamentos amorosos ou casamentos, ou na nossa vida profissional?

As psicoterapias tradicionais, embora nos ajudem a lidar com muitas questões importantes e a entender melhor o comportamento do nosso pai, da nossa mãe, e de tantas outras pessoas fundamentais na nossa vida, não conseguem chegar a desativar as nossas repetições. Não são capazes de nos ajudar a nos soltar desse *emaranhamento*. Porque transformar e soltar a repetição de um padrão de comportamento envolve fazer uma *desativação* ou desligamento de uma *lealdade sistêmica*, conforme expliquei antes. E você deve ter compreendido que isso é muito mais profundo na medida que exige acessar informações de gerações anteriores sobre as quais, na maior parte das vezes, o cliente nada sabe.

Quando alguém me diz que uma pessoa conhecida está bebendo igual a uma louca, mesmo depois de sofrer tanto com o pai alcoólatra, esse alguém está, implicitamente, fazendo a seguinte pergunta: "Será que a pessoa não enxerga que está repetindo o mesmo padrão do pai?". Mas não é porque ela não enxerga. É porque ela talvez não perceba que o pai (ou mesmo o alcoolismo) está excluído do seu sistema familiar, e ela está conectada por amor cego a este pai e ao destino dele. Então todo o nosso caminho para não repetir um padrão de comportamento é um caminho de inclusão.

Abrir espaço dentro de nós para o que nos feriu

Podemos concordar com aquilo
que a vida quis para cada um.

Joan Garriga Bacardí[10]

Como disse lindamente Joan Garriga, constelador e gestalt-terapeuta espanhol, o trabalho das Constelações é uma forma de ajudar as pessoas a encontrarem um caminho de assentimento justo naquelas questões contra as quais as pessoas se colocaram em oposição. Ele diz que, em termos psicológicos, o "sim", a integração, o assentimento trazem grande liberação. Se eu me oponho à realidade tal como ela foi, se tento burlar o que houve, isso faz com que os problemas se tornem crônicos e o sofrimento se mantenha.

Nas palavras dele, "todos temos em nosso peito um coração amplo, grande, silencioso, dentro de cada um de nós, que é o coração do espírito, o coração do nosso ser. Que está sempre como um sol em nosso peito, abraçando tudo aquilo que a vida nos traz".[11]

O grande e maior desafio da vida é justamente podermos acolher, em nosso coração, aquilo que nos feriu, que nos machucou, da mesma maneira que acolhemos o que nos alegra e agrada.

---

10 BACARDÍ, J. G. **Viver na alma**: amar o que é, amar o que somos, amar os que são. São Paulo: Sim À Vida Editora, 2020.

11 HELLINGER, B. **O amor do espírito**. Belo Horizonte: Atman, 2021.

O que significa o caminho de inclusão? É, como disse Joan Garriga, *um caminho de assentimento*, de dizer "sim", por exemplo, para um pai alcoólatra, do jeito que ele é. E isso é muito árduo e exige muito de nós, mas é só na aceitação que podemos transformar a nossa vida.

Quando falo isso, as pessoas acham que dizer "sim" significa concordar com a dinâmica penosa do alcoolismo. Veja bem, não se trata disso. Pelo contrário. Trata-se de dizer, internamente, ao pai: "Este é o meu pai, desse jeito, com essas dores, com esses caminhos, com essas questões. Ele é assim". Trata-se de se lembrar de que as questões de padrões de comportamento muitas vezes vêm de longe, remontam a três, quatro, cinco gerações. Não é apenas o pai que bebe, mas é provável que o pai do pai também tenha bebido, o avô do pai, o irmão dele e assim por diante. É muito comum nos depararmos com famílias inteiras de alcoólatras. Então, o caminho para não repetir exige a inclusão do comportamento condenado – que está excluído –, exige que se solte essa lealdade sistêmica sempre através do caminho da reverência e do respeito pelo destino de todos os atores.

Havia uma mulher, por exemplo, que se queixava do pai por ser muito autoritário, mas ao olhar com atenção percebi que ela repetia o comportamento dele e era autoritária com o filho. Outra mulher me contou, certa vez, a história de um primo muito querido que era usuário de drogas. O pai do primo também havia sido usuário e falecera por uma overdose. Ela não compreendia o porquê de o primo ter tomado o mesmo caminho que o pai. Veja, tanto o homem que perdeu o pai por causa de overdose quanto a mulher cujo pai era autoritário apenas repetiam comportamentos do próprio sistema.

Por que muitas pessoas sentem culpa por agirem da maneira que reprovam, e, mesmo tendo clareza e desejo de mudar, não conseguem? Você já se perguntou por que não consegue mudar determinado comportamento que o incomoda profundamente? E já se perguntou por que até tenta modificar, mas erra de novo? Essas são perguntas que me fiz durante anos como terapeuta. Ficava inquieta por não compreender o que fazia um ser humano reprovar um comportamento, mas, mesmo assim, não conseguir mudá-lo.

Vou compartilhar uma história com você, como exemplo. Recebi um jovem, com seus 20 anos, que era irmão de uma das participantes de um dos Círculos de Mulheres terapêuticos que eu facilitava. Ele estava sem trabalhar e sem estudar, usando drogas e colocando sua vida seriamente em risco. Quando começamos a conversar, na primeira sessão, o jovem me contou a história do pai: ele havia traído a mãe, contraído HIV e sofrido, por vários anos, as consequências da doença. Passou os últimos tempos de sua vida internado, com muitos problemas graves de saúde, até morrer em virtude de complicações respiratórias. Ele contava e condenava as escolhas, os erros e o próprio sofrimento do pai.

Então, perguntei ao rapaz: "Você não acha que o seu pai já sofreu o suficiente? Os anos doente, sofrendo até morrer, já não foram o bastante para que a alma do seu pai vivenciasse as consequências das escolhas que ele fez em vida? Você vai continuar estendendo esse sofrimento, condenando o seu pai até quando? Você também vai continuar colocando a sua própria vida em risco? Não considera esse risco um preço alto demais?".

O rapaz estava em pé, começou a chorar copiosamente e se sentou. Depois de um longo tempo, pudemos conversar. E antes de sair ele falou: "Está na hora de eu finalmente cuidar da minha própria vida".

Repetições são como uma hipnose familiar: algumas pessoas parecem hipnotizadas quando repetem destinos dolorosos que geram para si mesmas grandes sofrimentos. Elas se colocam nessas situações porque, quando estão vinculadas a esses destinos familiares, não conseguem perceber a repetição em suas próprias escolhas e ações. Os gatilhos para as repetições inconscientes são os movimentos de rejeição e exclusão na direção dos mesmos comportamentos que passaram a repetir, ou podem ser também emaranhamentos com pessoas cujos destinos foram rejeitados e excluídos pela família, por diferentes razões.

Na abordagem sistêmica, ajudamos a pessoa a sair das histórias repetitivas e a compreender que as causas dos padrões de comportamento nem sempre são biográficas. Elas também podem ser transgeracionais, e nós sentimos isso. Desde que era nova, tinha dificuldade de ir à casa dos outros, pois sempre achava que incomodava, mesmo que a pessoa me convidasse. E se a pessoa me oferecia algo para comer, não aceitava nada. Recebia muitas pessoas na minha casa, mas não gostava de ir à casa de ninguém. Quando passei a estudar as constelações familiares, compreendi o que acontecia comigo.

O meu avô paterno teve tuberculose em uma época em que não havia penicilina. Havia muito medo da doença: as pessoas não chegavam perto, tudo tinha que ser fervido. Com isso, a minha avó, para protegê-lo, proibiu todos os filhos de irem à casa dos amigos. Isso foi muito forte e fez com que crescessem com hábitos muito reservados. Em minha biografia não existia um evento que justificasse eu não gostar de ir à casa das pessoas. Após um exercício da pedagogia sistêmica, fui conectada a esse sentimento que vinha lá de trás, mas ainda deixava resquício em mim. Ao nos conectarmos com as histórias da nossa família, descobrimos a origem de certos comportamentos e podemos soltá-los.

Exclusões

O que é que temos rejeitado e excluído da nossa vida? Quem do nosso sistema familiar tem sido excluído? São perguntas cujas respostas nos levam a novos caminhos quando alargamos o nosso olhar sobre o direito a pertencer.

Quando alguém da família é julgado fortemente pelas consequências e dores que infringiu aos outros membros, compreendemos

O campo familiar sempre trabalha em prol de todos: da inclusão e do pertencimento.

que está excluído. O mesmo acontece quando alguém é esquecido. Segredos de família, histórias dolorosas sobre as quais se colocam uma pedra, e tudo que foi ocultado, silenciado, negado, rechaçado: são destinos que ganham força, e assim se tornam presentes através de outros membros da família, das gerações posteriores. Como uma lei de compensação, o campo familiar sempre trabalha em prol de todos: da inclusão e do pertencimento.

Como já foi dito, quando alguém foi excluído ou esquecido, quando algo foi ocultado ou omitido, uma outra pessoa se sentirá impelida a se conectar com o excluído e a representá-lo, ainda que de forma inconsciente, para fazê-lo presente.

Da mesma maneira, quando ocorrem mortes precoces, perdas traumáticas, desaparecimentos, assassinatos, suicídios, todo o sistema familiar é profundamente afetado por isso. Todos sentem, e o curso do destino da família é modificado por essas ocorrências.

Destinos e emaranhamentos

Como se manifestam os emaranhamentos?

- Olhar para a morte: quando uma pessoa está conectada com alguém que já morreu e que não foi incluído;
- Permanecer preso a algum acontecimento, repetindo o mesmo desfecho;
- Quando a criança quer substituir alguém que partiu, tomando o seu lugar;
- Por lealdade, uma mulher vive compensando a vida de sua mãe;
- Uma criança que adoece por estar vinculada a um irmãozinho que não nasceu e não foi incluído;
- Uma filha que representa um grande e antigo amor excluído da vida do seu pai;

- Um casal que não consegue engravidar por vinculação ao destino de uma mãe que morreu no parto;
- Um homem que não consegue receber o amor de sua mulher porque no seu sistema não há espaço para o feminino;
- Um casal em conflito profundo, reproduzindo a guerra sistêmica entre o masculino e o feminino em suas famílias de origem;
- Um filho viciado em drogas, dando muito trabalho, pedindo secretamente para a mãe: "Fique viva!";
- Um homem que se vê numa relação de codependência emocional porque olha para o avô que foi excluído;
- Uma doença que traz de volta, de forma inconsciente, o pai excluído.

E assim muitas, muitas outras... histórias vividas e narradas pelos meus alunos, especialmente pelas mulheres.

Abrir espaço e olhar para o movimento de alma das pessoas nos arrasta para a realidade **oculta** que se revela diante dos nossos olhos. Assim, nossos julgamentos, nossas avaliações precipitadas e até mesmo nossas interpretações psicológicas podem cair por terra, podem nos levar a caminhos equivocados da superfície da consciência, para longe daquilo que de fato ocorre.

Passei a desenvolver um absoluto respeito pelo destino das pessoas, até porque descobri, a partir de toda a minha experiência clínica e de uma forma mais intensa depois da abordagem sistêmica, que o ser humano é capaz de realizar qualquer coisa, independentemente da situação em que se encontre.

O que quero dizer com isso é que não temos o direito de julgar a nossa avó que fez um aborto, o nosso avô que era alcóolatra, o nosso pai que foi embora, qualquer pessoa, porque não sabemos o que atua na alma de cada uma delas e quais as condições de emaranhamento de destinos que estão vivendo ou viveram.

Quando percebemos que o comportamento humano é totalmente influenciado por uma série de complexas relações do sistema familiar de cada um, compreendemos que as pessoas não fazem o que fazem simplesmente porque querem e nem deixam de fazer aquilo que precisam porque não querem. Há um movimento profundo atrás de tudo o que vemos nas águas rasas do comportamento humano.

Compreender essa complexidade me fez assumir uma postura de humildade e me levou a enxergar a força das pessoas, e a Força Maior à qual estamos todos submetidos. Eu entendi, por exemplo, que todas as vezes que sinto pena de alguém, estou me colocando, de uma maneira arrogante, acima dessa pessoa, acreditando que sou melhor, ou que o meu destino é mais leve, e assim ignoro a força que a conduz.

Durante meu trabalho com mulheres (profissionais das mais diferentes áreas de atuação: médicas, líderes religiosas, voluntárias em ONGs, terapeutas, *coaches*, empresárias, professoras, empreendedoras etc.) procuro fazê-las olhar para a força da outra mulher, independentemente das grandes questões que ela traga ou carregue na própria alma, ou dos problemas e desafios que tenha enfrentado.

Essa Grande Força que nos guia nos traz uma série de vivências e desafios necessários aos aprendizados da nossa alma, que vão muito além da nossa compreensão. Nem eu nem você podemos escolher aquilo que vamos viver, porém temos grande liberdade para escolher a forma como vamos enfrentar aquilo que a realidade nos apresenta. E eu tenho descoberto, através dessa abordagem, que a melhor maneira de lidar com aquilo que a vida nos traz é dizer "sim" e concordar com tudo que vem, do jeito que vem. Não oferecer resistências aos obstáculos e desafios.

Você talvez possa dizer que isso é muito duro. Eu concordo com você: é duro e exigente porque nos coloca em um lugar de humildade, exige a percepção de que não temos controle sobre nada, mas ao mesmo tempo é profundamente libertador. Deixamos de agir como uma criança birrenta que não concorda com o que acontece; deixamos de carregar uma carga pesada de ressentimento, de mágoa, de condenação, de julgamento por aquilo que o outro fez, e ficamos muito mais leves. É da aceitação e reconciliação com a nossa história que nasce a nossa força. Ela emerge todas as vezes que tomamos a realidade do jeito que ela é, sem querer mudá-la.

Soluções sistêmicas

A solução sistêmica é, na grande maioria das vezes, um movimento amoroso de inclusão, um restabelecimento da ordem no sistema. Ela busca o caminho de saída, de transformação e de cura que libera as próximas gerações.

As soluções sistêmicas tocam a todos, emergem da própria força do sistema familiar. Não são interpretações ou entendimentos mentais propostos por um terapeuta ou pelo constelador. Algumas vezes, podem nos parecer estranhas e difíceis; outras, concluem movimentos que ficaram incompletos lá atrás e trazem grande paz para todos.

Essas soluções só são alcançadas quando permitimos que os movimentos de alma se revelem: o caminho é deixar que o campo familiar mostre o que faltou, o que não se concluiu, o que foi excluído, quem está fora do seu lugar, qual a força oculta que mantém pessoas ligadas por vínculos de amor e dor. O campo revela e a solução se apresenta.

Seguir essa solução exige o processo de escuta desses movimentos de alma (através de uma constelação, de um atendimento ou exercício sistêmico), exige humildade e, muitas vezes, um convite a renunciar a certas atitudes para adotar uma nova postura, que nos leva em direção à inclusão, ao amor e à cura.

3

O que fascina e o que assusta nas constelações familiares

Trabalhar sistêmica e fenomenologicamente significa prestar atenção aos sentimentos expressados espontaneamente pelos representantes [dentro da constelação] assim como surgem e deixar as dinâmicas se desenvolverem por si mesmas.

Marianne Franke-Gricksch[12]

Descrevendo uma constelação

Do original alemão *Familienstellen*, utilizado por Bert Hellinger, o termo foi traduzido para o inglês como *family constellation* e, depois, para o português como constelação familiar. Esta técnica aponta para o exato lugar que cada estrela ocupa dentro de um grupo, formando, assim, a imagem de uma constelação. Analogamente, compreendemos que as constelações familiares nos revelam **imagens que uma família configura a partir de seus eventos emocionais, mentais, relacionais e espirituais**.

Uma constelação nos permite olhar para o que ocorre *entre as pessoas* que, de outras formas, não pode ser notado porque

---

12 FRANKE-GRICKSCH, M. **Você é um de nós**. Belo Horizonte: Atman, 2005. p.84.

não se revela. Para aqueles que nunca viram uma constelação familiar, vou descrever como acontece o ritual que tanto impacta as pessoas.

Como funciona o ritual terapêutico

Uma constelação é uma representação feita, geralmente, por pessoas desconhecidas, em grupo, dos membros da nossa família de origem ou de outros sistemas aos quais pertencemos: família atual, empresa etc.

Essas representações podem ser feitas presencialmente ou no formato on-line, em atendimentos individuais ou em grupos. Nos atendimentos individuais, é comum se usar bonecos, papéis ou tecidos no chão (chamados de "âncoras de solo"), técnicas de visualização dirigida (de olhos fechados) ou técnicas mistas. Em grupos e presencialmente, foi a forma original como Bert Hellinger e outros consteladores antigos aplicavam as constelações e como elas foram difundidas.

As novas tecnologias nos abriram a possibilidade de realizar as constelações a distância. Isso pode acontecer pelo formato totalmente on-line (com bonecos, com representantes, com exercícios de visualização ativa), pelo formato telepresencial (com o consultante

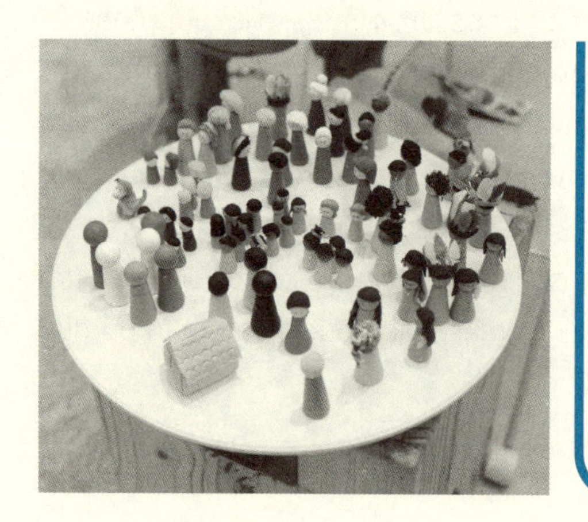

Bonecos que utilizo na constelação on-line ou presencial.

Crédito: Instituto Ipê Amarelo

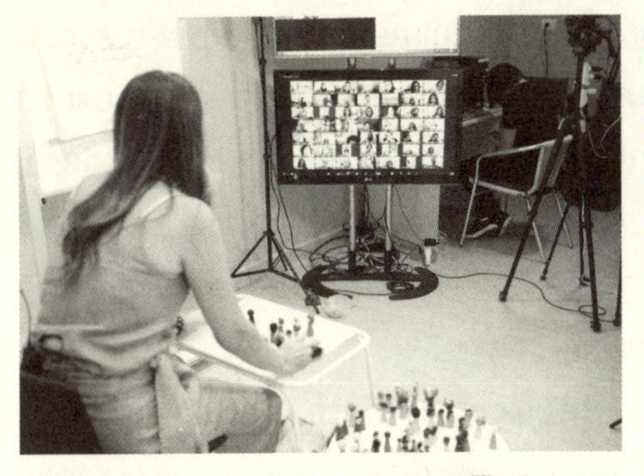

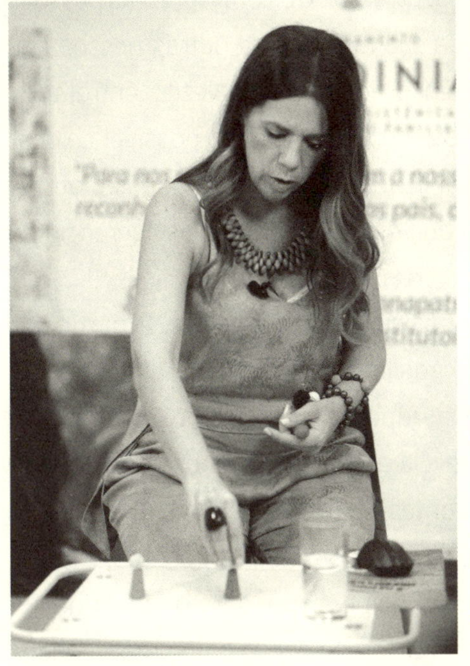

Exemplo de utilização dos bonecos para a constelação de uma aluna on-line na etapa prática do meu curso de capacitação.

Crédito: Instituto Ipê Amarelo

on-line e as pessoas que vão representar sua família presencialmente ao lado do constelador) ou, ainda, por muitos outros formatos que foram criados.

Vou descrever mais detalhadamente a forma original como Bert Hellinger organizou e divulgou, durante décadas, por países de todos os continentes do mundo, presencialmente e em grupos, a constelação familiar.

Essas constelações acontecem geralmente em um workshop presencial, em grupo, chamando outras pessoas, que se dispõem a ser **representantes**: representam o pai, a mãe, avós, marido/esposa, namorado/a, companheiro/a, ex-companheiro/a, filho/a, e assim por diante, da família da pessoa para quem se faz a constelação, que é a pessoa que vai *constelar*.

Essa pessoa, ou seja, o **cliente** ou **consultante**, leva um problema ou uma questão e geralmente escolhe, entre os presentes, as pessoas que serão os *representantes* da sua família e de outras pessoas ou elementos que possam estar envolvidos. Muitas vezes, entretanto, o constelador pode escolher os representantes. É possível colocar representantes para a dor, o dinheiro, o trabalho, a doença, ou até mesmo para algum elemento que está oculto e precisa ser incluído ou compreendido, revelado.

Os **representantes** são posicionados na sala e, a partir daí, expressam, com seus corpos, aquilo que sentem, geralmente com poucas palavras ou frases curtas (apenas quando algo é perguntado pelo constelador). O que se revela através da postura e expressão corporal e facial dos representantes a partir de sentimentos que eles vivenciam (choro, riso, medo, tremor, alegria, movimentos, expressões faciais, mudança no padrão respiratório, para onde dirigem o olhar, pequenas alterações em partes do corpo como mão, braços etc.), faz parte do que ocorre *entre os membros daquela família representada*, do funcionamento, em um nível mais profundo, daquilo que está por trás dos comportamentos, ou de ligações ocultas, sentimentos não revelados, que movem as pessoas na direção umas das outras, ou as afastam umas das outras gerando vínculos, conflitos ou rupturas.

Como já foi dito, o campo familiar exerce uma força espiritual invisível que se mostra através dos movimentos corporais e expressões emocionais dos **representantes**. Com suas expressões corporais espontâneas, estes revelam a imagem interior que o **cliente** tem da própria família. Todos temos imagens interiores da própria família, do funcionamento dela, daquilo que não compreendemos, daquilo que nos feriu ou nos faz sofrer até hoje. Poder olhar para essa imagem que temos de forma viva, através dos representantes, é algo muito surpreendente e, por si só, já é bastante mobilizador. É como olhar de fora, de um lugar distanciado, chamado *meta lugar*, para si mesmo (porque o **cliente** também é representado por alguém) e para a sua visão mais íntima e profunda dos papéis, lugares, funções e comportamentos de cada um dos que compõem o drama familiar que o **cliente** está vivendo.

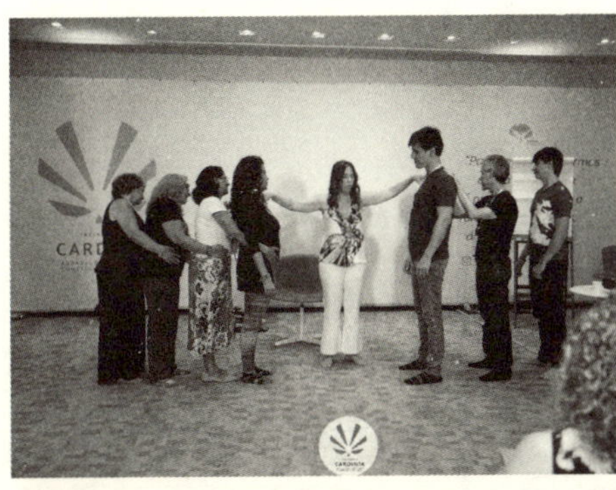

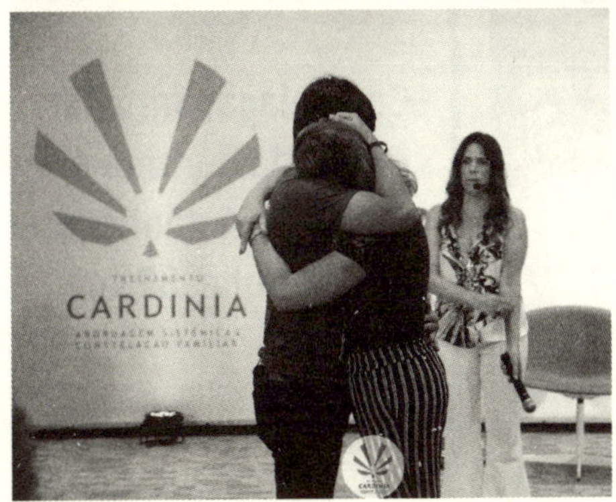

Constelação familiar realizada durante a etapa prática do Método Cardinia, uma capacitação que ofereço para aqueles que querem trabalhar com constelações familiares.

Crédito: Instituto Ipê Amarelo

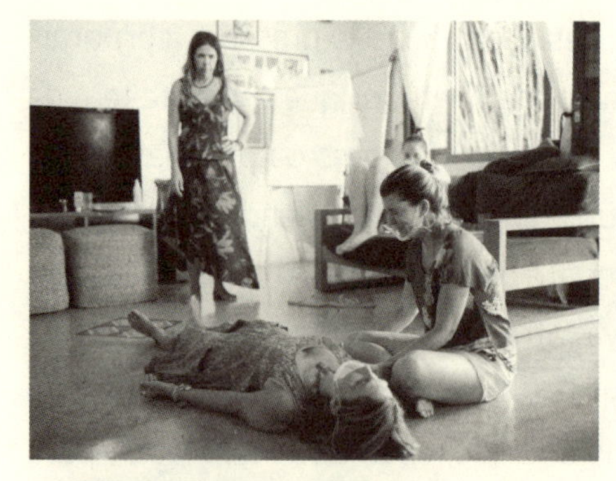

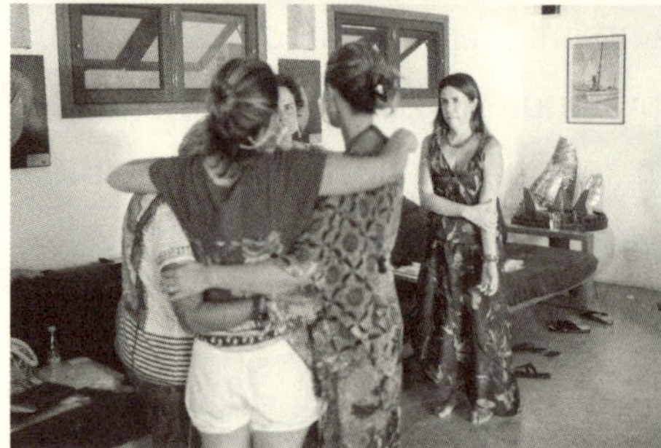

Constelação familiar realizada durante o Retiro das Águas em Ilhabela, SP, em 2020.

Crédito: Instituto Ipê Amarelo

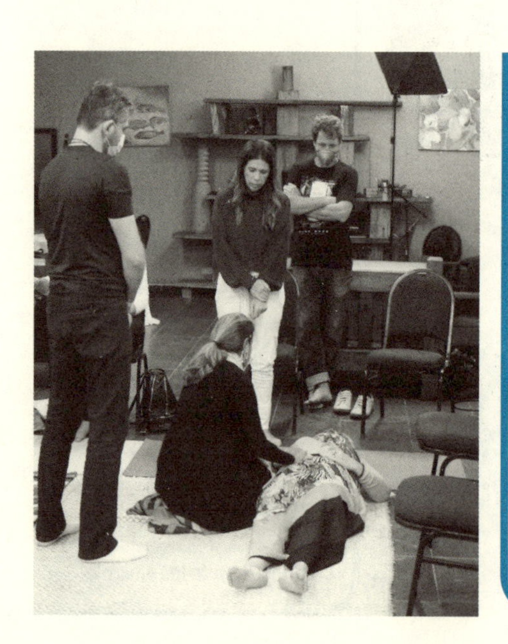

Constelação familiar realizada durante o Retiro do Amanhecer em Ubatuba, SP, em 2021.

Crédito: Instituto Ipê Amarelo

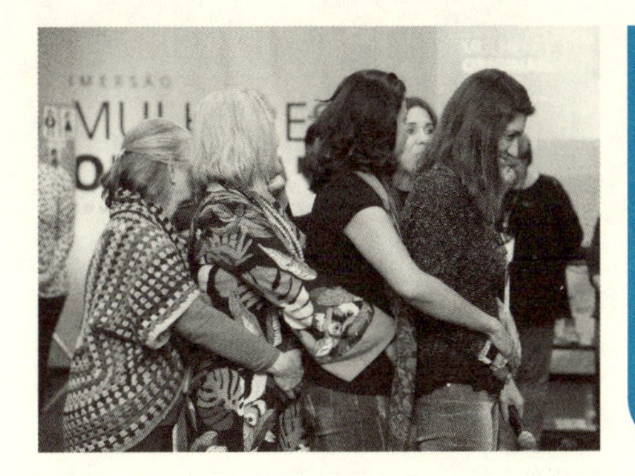

Constelação familiar realizada durante a imersão presencial Mulheres Originais em São Paulo, em 2019.

Crédito: Instituto Ipê Amarelo

A força de uma constelação está na imagem que se forma entre as pessoas, entre os representantes da família. Como já foi dito, temos imagens internas de todas as pessoas e acontecimentos. Nossos **sentimentos de amor** são traduzidos em um movimento expansivo em direção a outras pessoas, e todas as nossas **dores, rejeições ou exclusões** se manifestam em movimentos de *retração, fechamento, negação, afastamento* em relação a alguém, a algum fato do passado, a alguma cena da nossa história familiar.

Quando se faz uma constelação para uma organização, para uma empresa, os mesmos movimentos se mostrarão em relação aos setores, funcionários, membros da organização.

Ao criarmos essa imagem, entramos em outro nível de realidade, mais profundo, que vou chamar de *alma*, pouco percebido nas nossas relações, escolhas e decisões. Curiosamente, tomamos decisões na vida e temos consciência do que estamos fazendo, mas nosso movimento de alma, ou seja, a raiz oculta de grande parte do nosso comportamento é completamente desconhecida e pode apontar para um movimento contrário ao que acreditamos estar fazendo.

O que fascina

[...] quando posicionamos uma constelação, um conhecimento oculto dentro de nós emerge e, nesse momento, temos um sentimento de pertencer sobre o qual não refletimos em nossa rotina diária.

Marianne Franke-Gricksch[13]

É assim que se formam imagens simples e outras tão tocantes, tão comoventes, capazes de levar às lágrimas pessoas que não estão sequer envolvidas com o que está sendo retratado. Através das imagens com suas emoções e algumas falas, podemos ver, de forma bastante rápida, as inúmeras dinâmicas conflitivas e dolorosas que ocorrem *entre os membros de uma família*. Digo que parece um raio-X da alma, um diagnóstico. É uma ferramenta que permite compreender como cada ser humano constrói seus vínculos e como se sente em relação a cada um deles: atado, paralisado, adoecido ou fortalecido, apoiado e livre. Assim, somos todos convidados a uma percepção muito ampliada de um campo energético e sutil que revela os movimentos de alma de cada indivíduo e para onde estes movimentos levam cada um de nós, a cada momento.

Quando os **representantes** assumem posturas, expressões faciais, sentimentos, emoções ou ficam em posições corporais muito fiéis às pessoas que estão representando (e sobre as quais nada sabem), o sentimento das pessoas costuma ser assombro e fascínio. Mas isso não é o mais importante. O que de fato importa é que a **causa oculta** dos conflitos e dores, dos bloqueios e vínculos entre as pessoas, vai sendo revelada de forma crua e contundente.

---

13 FRANKE-GRICKSCH, M. **Você é um de nós**. Belo Horizonte: Atman, 2005. p. 32.

O que costuma acontecer é que, de uma forma inesperada, movimentos profundos, *ocultos*, segredos de família, memórias traumáticas, intenções não reveladas, amor, vínculo, pessoas que foram banidas, crianças que não nasceram ou foram esquecidas e tudo o mais que constitui o tecido multicor da alma humana coletiva de uma família, mostra-se e toca profundamente os participantes. Todos eles. Incluindo as pessoas que apenas assistem a uma constelação.

Geralmente o **cliente** que veio pedir ajuda assiste à constelação: ele fica de fora, olha o representante dele mesmo, a imagem que se forma (através dos representantes, que podem ser pessoas, bonecos ou outros objetos), e isso é muito, muito intenso. É uma oportunidade de ele ver de fora seus enredos interiores, de enxergar, inclusive, a própria postura, a forma como se coloca diante de cada situação da vida, uma postura que é invisível para ele.

Assim, as pessoas consteladas veem o que antes não podiam ver sozinhas, por exemplo: que o pai as amava intensamente, a despeito de ter tomado a decisão de partir; que a mãe depressiva estava se punindo e expiando a culpa por um aborto nunca revelado quando ainda era apenas uma jovem garota; que o ex-companheiro/a não estava disponível porque estava emaranhado ao destino de um tio que se suicidara; que o filho que um casal perdeu logo no início de uma gestação faz parte daquele sistema familiar, e sua ausência impacta, profundamente, a alma da filha que veio a seguir; que por muito amor os filhos adoecem e até morrem pelos pais, e assim por diante.

Centenas, milhares de movimentos de alma não percebidos revelam-se de forma cristalina para todos os presentes e, na maioria das vezes, impactam tão profundamente a todos os envolvidos que sacodem todo o sistema familiar. Nada mais permanece sendo o que parecia ser. Nenhum comportamento mais é visto como algo individual ou isolado. O contexto da *alma familiar* se revela de forma contundente, e essas imagens modificam as *imagens interiores* daquele que pediu ajuda.

Existe um movimento nas constelações que eu chamo de *quântico* e que diz respeito à possibilidade de que nós compreendamos que a nossa consciência não é individual, mas coletiva. Nesse sentido, vejo as constelações familiares como uma ferramenta de expansão da consciência. Isso se dá de diversas maneiras, mas a mais explícita e impactante é provavelmente quando participamos de uma constelação pela primeira vez. Em uma das primeiras vezes que fui constelada, o rapaz que me representava se sentou no chão e fez uma postura de yoga que eu fazia todos os dias. Não é uma postura muito fácil de se fazer, ele tinha um corpo bem grande, estava meio desajeitado e ficou tentando fazer a postura. Estava claro que ele nunca tinha feito yoga, e fiquei chocada por ver como ele estava fazendo exatamente a postura que eu fazia todas as manhãs para alongar a minha coluna.

É muito forte quando a imagem nos conecta com parte da nossa própria consciência, e é impactante ver como uma pessoa desconhecida pode assumir sentimentos, posturas, movimentos tão profundos, íntimos, muitas vezes não revelados e não percebidos por nós mesmos.

Geralmente, a pessoa que está constelando fica no estado de mente expandida ou entra em contato com sentimentos primários que estavam encapsulados, engolidos, inconscientes. Ela pode ficar meio atordoada de tanta emoção, e algumas vezes reagir de forma muito sensível, catártica ou intensa às novas informações que chegam através do campo e dos representantes. Muitas vezes, é necessário um tempo (bastante variável, de acordo com a experiência pessoal de cada um) para que se possa assimilar aquilo que aconteceu.

O que acontece para que as pessoas assumam os sentimentos de quem nunca viram nem conheceram? Como entram em um processo de constelação e recebem informações? Como se dá esse campo informacional? Como, de repente, uma pessoa olha para uma cena ou para um boneco e entende algo profundo sobre si mesma, que nunca foi percebido nem revelado? Como nunca tinha entendido essa dificuldade e, por essa nova percepção, chega até ela um caminho de entendimento? Como podemos receber informações tão profundas nesse campo?

O constelador

O constelador assume um lugar bastante favorável na medida em que se aproxima, o máximo possível, de uma postura que Hellinger chamava de *Centro Vazio*. Ou seja, quanto menos ele interfere com desejos e intenções, quanto menos *quer algo* diferente daquilo que se apresenta, quanto mais toma a realidade de cada cliente e de cada família assim como é, sem julgamentos, mais aberto está para mergulhar naquilo que permanece oculto.

Nas palavras de Hellinger: "As coisas essenciais se encontram atrás das coisas que conseguimos observar. E como alcançamos o conhecimento essencial? Expomo-nos a uma situação sem o desejo de que ela seja diferente daquilo que é. Expomo-nos, por exemplo, a um cliente sem o desejo de que alguma coisa seja diferente daquilo que é. Expomo-nos a nós próprios sem o desejo de que devemos saber mais. Desta forma, tornamo-nos vazios. E então, de repente, aquilo que é essencial é visto".

É assim que o constelador se conecta com o todo, com esse campo espiritual mais abrangente e que vai além dos nossos desejos, que revela informações tão diferenciadas e surpreendentes para todos.

O constelador interfere no processo com as informações que recebe, de forma um pouco mais clara (por estar num lugar privilegiado, de onde se conecta e enxerga o processo como um todo porque não está tão afetado emocionalmente quanto os participantes ou quanto o indivíduo que pediu ajuda) por sua percepção treinada e experiente. Dessa forma, por exemplo, insere pessoas novas, se necessário, para representar outros membros (por exemplo, uma criança que não nasceu ou qualquer outro membro da família, da empresa etc.), ou retira alguém, ou até mesmo simplesmente modifica a posição de alguém. E assim o constelador chega, junto com aquele que pediu ajuda, a uma imagem final.

Essa imagem, sempre que possível, sugere uma solução sistêmica (boa para todos) que é uma ponte de reconciliação, uma porta pela qual se olha para um amor nunca visto antes, uma frase de reparação, uma palavra de apaziguamento, que costuma trazer grande paz aos envolvidos. Algumas vezes, quando isso não é possível, a constelação é interrompida. A interrupção, a não solução e a não voz também costumam mexer profundamente com os envolvidos de uma forma diversa.

Existe um aspecto que acredito ser importante ressaltar que fica como uma advertência: cada constelação é como uma cirurgia psíquica, porque é uma intervenção profunda e pode se desdobrar em algo muito complexo. Devemos trazer uma questão de cada vez. Durante uma constelação, liberamos sentimentos encapsulados, experiências traumáticas, emoções guardadas, presas ou rejeitadas que não puderam ser acessadas. É por isso que uma constelação é tão forte, disruptiva e nos move tanto.

As constelações nos movem pelo impacto da imagem, pela emoção, por aquilo que se libera, pelas informações recebidas, pela mente expandida, pela conexão com tudo que acontece. Uma constelação pode trazer efeitos colaterais: às vezes a pessoa se deprime, desenvolve um sintoma físico, fica aérea ou entra em contato com uma profunda alegria jamais vivida: isso costuma durar dois ou três dias, e as pessoas geralmente demonstram grandes melhoras e curas após esses sintomas. O movimento sistêmico de cura que a constelação provoca dentro de nós é profundo, lento e longo. Não podemos fazer uma constelação hoje e outra na semana que vem... a não ser que seja em um processo sistêmico, ou seja, um atendimento continuado, com intervalos respeitados e feito por um terapeuta sistêmico bem treinado. Fora isso, não vamos constelar toda hora. É preciso aguardar que um movimento interno aconteça para depois fazer outra. É preciso ter intervalos mais longos entre as constelações, para que o indivíduo tenha tempo suficiente de elaborar, integrar e organizar internamente todas as informações que recebe do campo.

Em geral, quando estou conduzindo um processo ou um coaching sistêmico individual, aguardo um tempo mínimo de quinze dias de intervalo entre um atendimento sistêmico e outro. Além disso, quando faço uma constelação em um atendimento, abro espaço para que se possa olhar para o que emergiu na sessão seguinte. Algumas pessoas não recomendam falar sobre a constelação, mas eu não considero ruim. Isso porque não levo a pessoa para a mente, não é uma análise. Trago a pessoa, de novo, para o movimento e a ajudo a elaborar aquilo que emergiu. Não é uma conversa racional de entendimento, até porque existem questões emocionais tão profundas que podem levar muito tempo para serem entendidas ou completamente integradas na alma e na psique. A conversa é para permitir o movimento da alma, mesmo que seja em uma direção que, a princípio, assuste por estar fora de controle ou ser desconhecida para nós.

Representantes: sentindo os sentimentos de outras pessoas

Em uma das minhas primeiras experiências como **representante**, fui chamada para *representar* uma senhora. Eu não sabia nada além disto: a moça que pediu ajuda queria uma solução para um dilema sobre sua clínica de psicologia: se mudaria ou não de onde estava, naquele momento, que era a casa de sua sogra. Eu não conhecia nenhuma das pessoas presentes além do constelador, que tinha se tornado meu professor. Embora morasse no interior de São Paulo, estava no estado de Goiás porque tinha perdido um módulo da formação e fui refazer com a turma de Goiânia.

A constelação começou, e eu sentia um forte aperto no peito, uma angústia muito parecida com uma grande saudade. De repente, no meio do processo, o constelador colocou uma mulher, uma outra representante, à minha frente e disse: "A Rússia!". De imediato, fui tomada por uma saudade da minha terra natal e abracei a representante da Rússia, chorando copiosamente.

Eu própria, na minha experiência pessoal, havia passado por um assalto quando estive em Moscou, o que me impedia absolutamente de ter qualquer tipo de amor pela Rússia. Então o que era aquilo? Como representante, estava "tomada" por um sentimento que não era meu, mas da pessoa que eu representava: uma senhora russa, sogra da cliente que estava constelando sua clínica de psicologia, e era a dona da casa onde a clínica iria funcionar (só depois, ao final da constelação, vim a saber dessas informações). Por essa interrelação, podemos sentir, lealmente, no campo, o que quem estamos representando sente, pensa, manifesta. Isso parece fascinar as pessoas. Mas é exatamente isso que permite que os movimentos de alma sejam revelados por outras pessoas, com tamanha precisão e clareza.

Os representantes se emprestam, se doam por algum tempo para expressar aquilo que precisa emergir, aquilo que estava oculto, o drama sistêmico de todas as famílias.

A inclusão

A inclusão, como já foi mencionado, é um movimento de liberação e expansão. Não conheço nenhuma outra ferramenta terapêutica que promova grandes movimentos de inclusão como as constelações familiares, e sempre fico profundamente comovida quando vejo aonde as pessoas conseguem chegar, trazendo de volta a seu coração e à sua família pessoas que haviam sido banidas, esquecidas, rejeitadas ou enterradas vivas dentro de um doloroso e assombroso movimento de esquecimento intencional, resultado de muita dor e que, por fim, continua a gerar dor naqueles que estão excluídos de forma permanente. Derreter essa barreira ferrenha da exclusão significa mexer em um movimento silencioso que uma ou muitas pessoas de uma família fazem quando dizem, em silêncio, dentro do coração delas, a alguém: "Você não presta!"; "Eu te desonro"; "Você não pertence". Talvez a exclusão seja o movimento que mais pode causar dor em outro ser humano.

Diante disso, incluir é olhar para trás, dar uma nova chance, abrir mão de um julgamento, reconectar-se com uma grande dor, colocar todos no mesmo lugar, humanizando profundamente as relações.

Algumas histórias me marcaram pela singularidade, seja por eu ter tido acesso aos efeitos que as constelações podem ter causado sobre outros membros da família que sequer tinham consciência de que algo havia sido trabalhado no campo familiar, seja pelas características contundentes dos relatos.

Um deles diz respeito a um homem de 50 e poucos anos, executivo de uma multinacional, que veio até mim por conta de uma questão que emergiu no campo da constelação de sua filha adolescente, que tinha um sintoma físico de enxaqueca que a incomodava muito há anos e a atrapalhava nos estudos e na vida social.

Quando fizemos a constelação dele, acessamos uma informação de assassinato entre irmãos algumas gerações antes dele. Forte e disruptiva, a constelação o tocou profundamente. Dias depois, ele me relatou que naquele dia teve náuseas, mal-estar, dores de cabeça e que, curiosamente, outras três ou quatro pessoas de sua família também relataram, em momentos distintos, que tiveram sintomas semelhantes. Aqui entramos no mundo das evidências e das probabilidades. Não podemos afirmar nada, mas temos inúmeros relatos. E o que nos interessa não são sintomas pós-constelação, que sabemos claramente que acontecem. O que nos interessa é exatamente a liberação emocional, familiar e sistêmica que esses sintomas podem estar demonstrando; são mudanças efetivas e movimentos internos profundos em um caminho de cura subjetiva e global.

O que assusta e vai além

A terapia do invisível: a dimensão espiritual das constelações

São inúmeras as confusões a respeito dos fenômenos que acontecem durante as constelações familiares. A primeira pergunta que sempre me fazem é: "As constelações familiares são espirituais?". Sim, são profundamente espirituais, porém nada religiosas nem vinculadas a nenhuma tradição religiosa específica.

Bert Hellinger afirma que, no campo familiar, somos guiados pelo **movimento do espírito**, ou por uma Força Maior que guia a todos nós. Contudo, isso não se refere a uma alma ou espírito em particular, mas a uma **consciência espiritual** que se traduz por uma grande força amorosa em busca da unidade, do pertencimento de todos e da inclusão.

Assim, Hellinger nos diz, em *O amor dos espíritos*: "[...] todos os movimentos do espírito se direcionam com amor e benevolência. As distinções entre bem e mal, melhor e pior são superadas. Ao mesmo tempo, a consciência espiritual impede que se despreze os limites da consciência coletiva, pois se destina igualmente a todos [...]. Desse modo, de repente, nos conscientizamos que nossos antepassados (de alguma maneira) continuam a viver em nós e por nosso intermédio e conosco quiseram encerrar alguma coisa para que nós e eles tivéssemos paz. Nesse processo, alguns detalhes continuam ocultos. Contudo, os movimentos decisivos [...] podem ser vivenciados e encontram seu fim".

Quando um vínculo de alma se desfaz, quando uma pendência emocional (muitas vezes sobre a qual o indivíduo nada sabia) se completa, acontece um profundo movimento de libertação. Abre-se, assim, um espaço novo para que a consciência possa prosseguir, ir além dos limites e dos ditames da consciência familiar que a prendiam e submetiam a um padrão não saudável de comportamento. Essa é a verdadeira força espiritual que as constelações familiares proporcionam nos processos de cura dos indivíduos. Porém, existe uma contraparte desses movimentos que diz respeito às novas escolhas que o indivíduo precisará fazer para seguir em frente a partir deste novo lugar, para ocupar o novo espaço, para retomar a ordem no seu sistema, para desvencilhar-se de antigos padrões. Aqui, como em qualquer outra ferramenta terapêutica, o que conta é o processo ativo e consciente de cada um de nós. Nenhuma ferramenta, por mais profunda que seja, opera milagres que desprezam a necessidade de uma ação voluntária, ativa, consciente e persistente do indivíduo em processo de cura.

As constelações familiares, no meu modo de ver, são uma **Terapia do Invisível**, ou seja, através dos representantes e da recriação do campo familiar de cada cliente participante, elas nos revelam não aquela "consciência sentida", como disse Bert Hellinger, ou aquelas percepções e histórias familiares que repetimos à exaustão para nós mesmos e para as outras pessoas durante toda a nossa vida. Através de uma constelação, o campo nos revela algo oculto e movimentos de alma muito profundos, implícitos, que, no entanto, são exatamente o que nos impede de prosseguir; ou que nos mantêm presos em emaranhamentos sistêmicos com outros membros (conhecidos ou não) da nossa família; ou que geraram conflitos e tragédias até então insolúveis; ou desfizeram casamentos e geraram dolorosos abandonos ou rompimentos, mesmo quando as pessoas permaneceram se amando. Ao mesmo tempo, vemos o amor subjacente a tudo e a todos. Aquele amor que estava ali e a gente não via: não o amor romântico das telenovelas ou o amor idealizado sobre os papéis de pais e filhos, mas o que persiste, que não desiste, que se cala, que emudece, que consente, que adoece... que, mesmo assim, permanece conectando almas e corações.

Uma das constelações mais lindas a que assisti até hoje foi a história de uma adolescente que havia sido adotada. Ela foi encontrada em uma delegacia de polícia, muito pequenina, agarrada à saia de uma mulher que fora detida em uma praça pública fumando crack. Não se sabe se aquela mulher era a sua mãe. A menina não sabia nada sobre a própria origem. Foi levada até um dos workshops de constelação que organizei, ficou em silêncio o tempo todo e foi a última pessoa a ser constelada. Quando a constelação se desenrolou, os próprios pais adotivos se colocaram nos lugares de representantes dos pais biológicos da filha. A representante da mãe biológica não conseguia parar em pé. Não se sustentava na vida. Mas olhava com súplica e amor e fazia um gesto desesperado de entregar a filha para os pais adotivos que, naquele momento, estavam tomados de amor e compaixão por aquela mulher. E, espontaneamente, se movimentaram, pegaram a menina, que ficou por longos e emocionantes minutos com as mãos conectadas, ao mesmo tempo, aos pais biológicos e aos pais adotivos. Todos na sala choraram. Um campo de profundo amor e compreensão podia ser tocado no ar.

Nunca mais esquecerei o entendimento que tive sobre a dor de uma mãe que entrega a sua filha. Sobre o amor maior que conduz esse movimento, um amor que olha para a filha e para o que ela precisa. Tenho certeza de que aquela menina, que pôde, pela primeira (e talvez única) vez ver, através dos olhos da representante, o amor de sua mãe biológica, até então totalmente desconhecida, nunca mais será a mesma. Ali ela soube, viu e sentiu o quanto foi amada pela mãe. Amada até o limite que aquela mãe podia amar. Um amor oculto que pôde ser visto e vivenciado por todos os presentes.

Hellinger muitas vezes falava diretamente para esse nível profundo da nossa alma. Em uma dessas falas, disse que "quem se coloca acima do seu próprio destino se coloca acima de Deus". Esta foi uma das poucas vezes em que ele se referiu a Deus como Deus. Com isso, ele quis dizer que fomos colocados em nossas famílias, filhos do pai e da mãe que nos trouxeram a vida, a partir de seus sistemas, por uma consciência divina, por esta Força Maior que nos guia. Questionar este mistério significa não tomar a vida. Não concordar com nossos pais e nossa origem, em última instância, também é não tomar a vida, que só chega até nós através deles e do destino particular de cada um que nos afetou, nos transformou e determinou quem nos tornamos, quem nós somos hoje.

Eu acho bonito que, nessa hora, ele tenha se referido a Deus: a esta Consciência Máxima que nos guia. Mas ele sempre falou mais de uma consciência infinita, de uma Força Maior. Além disso, ele procurou mostrar o perigo de quando as igrejas e as religiões não trazem espiritualidade e ficam presas a aspectos morais apenas. É preciso fazer essa distinção com muita clareza. Quando as religiões têm aspectos morais e dogmas, impedem as pessoas de enxergar as realidades da alma.

Quando, por exemplo, olhamos para uma história dramática com um julgamento moral, muitas vezes não percebemos o quanto vítimas e agressores possuem papéis ativos. O quanto uma vítima, muitas vezes, está ligada a outras dinâmicas de perpetração anteriores no próprio sistema ou ainda a uma outra vítima, dentro do próprio sistema. Também não percebemos o quanto o agressor está ligado a alguma vítima ou a algum agressor do sistema dele, e o quanto esses emaranhamentos sistêmicos movem eventos que são muito maiores. Não significa, contudo, que estamos fazendo uma leitura "poliana", achando tudo normal, aplaudindo ou justificando qualquer coisa, mas é uma leitura profunda que nos surpreende e que liberta muitas pessoas, nos permitindo ir além dos nossos julgamentos morais. É uma leitura bastante exigente para quem quer trabalhar com constelações familiares.

O **movimento oculto da alma** pode ser visto nas constelações familiares e não para por aí: vemos também as respostas que todos os outros membros da família dão a esse movimento. Dessa forma, em um só golpe, em uma única imagem (ou em mais de uma, dependendo da constelação), conscientes do impacto que o movimento oculto da alma tem causado nos outros membros da família, podemos ainda, muitas vezes, sentir a dor e o sofrimento que isso causa em nós mesmos e nas outras pessoas.

O que se torna surpreendente, e absolutamente revolucionário, é o fato de que podemos **acessar esse campo infinito de informações, como uma espécie de Wi-Fi familiar. Wi-Fi** é uma abreviação de *Wireless Fidelity*, que significa fidelidade sem fio, em português. É absolutamente apropriado! Trata-se de um campo espiritual e consciencial, uma rede de informações que habita a nossa alma e a de todos os membros da nossa família, nesta comunidade de destinos.

Algumas vezes, contudo, as pessoas olham para a imagem que se formou da dor, do bloqueio, do conflito e não entendem qual é o movimento que precisam fazer, qual é o movimento sistêmico de solução ou cura. Nem sempre está claro na Constelação, e isso pode acontecer porque a pessoa está tão emocionada e tocada pelas imagens e pelo campo que não consegue raciocinar naquele momento, ou porque precisa de tempo para digerir e integrar todas as informações. Mas como dito acima, após o ritual terapêutico da constelação é necessário um movimento ativo do indivíduo na direção da solução ou cura sistêmica. É daí que, para algumas pessoas, podem surgir dificuldades para dar continuidade ao que foi iniciado na Constelação. Preconizo, nesses casos, a necessidade de um atendimento pós-constelação, para ajudar a rever, no campo, com mais calma e distanciamento, o que ela precisa fazer para seguir na direção da cura apontada. Ressalto que isso não é como um processo mental/verbal de uma psicoterapia tradicional, nem uma análise – o que reduziria toda a experiência fenomenológica a uma explicação racional e causal.

Nós não temos ideia do que as pessoas viveram. É muito fácil excluir um suicida, mas é muito difícil imaginar que talvez, nas mesmas condições, faríamos a mesma coisa. Na maioria das vezes, nunca consideramos as condições em que as pessoas tomaram suas decisões, especialmente quando são decisões de abandonar, de abrir mão da própria vida, de violência. Essas situações são muito difíceis de serem incluídas e respeitadas, mas o mais bonito do trabalho sistêmico é que ele abrange um campo de abertura, entendimento e conciliação.

As constelações falam da consciência espiritual, que é maior do que a nossa própria consciência. Hellinger traz o entendimento de que, além das consciências individuais, existe uma alma familiar, e a nossa alma está vinculada a eventos e destinos que nos precederam. Somos vinculados desde quando estivemos na barriga da nossa mãe, através dos *downloads* que fizemos, dos programas sistêmicos e destinos dos nossos pais e gerações passadas.

A nossa alma é assim: ela nasce no meio dessa teia de significados. Uma teia viva formada por um tecido complexo, no sentido etimológico da palavra, de muitas coisas juntas, conectadas; eventos multicausais, eventos quânticos, sistêmicos e que vão muito além da nossa consciência pessoal. Para Hellinger, essa consciência de unidade abarca todos, sem importar se a pessoa bebia, se foi embora, se teve filhos fora do casamento, se enlouqueceu, se foi prostituta, se foi banida do sistema, se foi esquecida... nada tira de um indivíduo o direito de pertencer ao seu sistema. Todos fazem parte! Mesmo que, no nível mais raso da nossa consciência, estejamos em um estado de julgamento, de exclusão ou de dor.

As pessoas da nossa família são as que mais nos ferem; mas, igualmente, são as que nós mais ferimos. Para ter a percepção de que não somos apenas vítimas do destino, de que não somos vítimas desse entrelaçamento de acontecimentos da nossa família, precisamos, cada um de nós, de uma consciência espiritual e de um entendimento a partir dessa consciência maior que nos guia.

Através das constelações familiares estamos nos comunicando diretamente com a consciência individual e ao mesmo tempo com a consciência coletiva e, talvez, esta seja uma das maiores dificuldades para algumas pessoas que desejam fazer esse trabalho e são mais controladoras: permitirem-se ser *guiadas*. Uma constelação não tem regra; o que aconteceu em uma não se aplica a outra que é quase igual. Por isso, é importante que nos permitamos ser tocados por essa consciência espiritual através do nosso corpo.

Essa compreensão traz muitos ganhos. O primeiro deles é perceber que cada ser humano possui uma alma coletiva e carrega um campo de consciência individual. O segundo é que, através de qualquer ser humano, nós podemos abrir esse campo consciencial e ter acesso a informações de uma maneira absolutamente fiel, clara, direta e, muitas vezes, chocante.

Um amigo do meu grupo de formação, por exemplo, serviu durante algum tempo na Cruz Vermelha. Ele estava na Europa quando houve uma catástrofe, e dezesseis de seus colegas morreram. Ele trouxe isso para a constelação, e o constelador colocou representantes para os companheiros mortos. Esse amigo estava muito emocionado e tomado por aquela dor. Em certo momento, o constelador falou uma frase que o fez desabar num choro intenso, mas ao mesmo tempo foi a chave da cura. Ao final, ele contou ao constelador que aquela frase estava escrita nas camisetas que todos usavam no dia da tragédia.

É a esse nível de precisão que alguns consteladores conseguem chegar. Isso é mágica? É bruxaria? Não, é um campo onde as informações chegam a nós. Estamos falando sobre um campo espiritual onde não existe nem passado nem futuro. Estamos falando de um campo consciencial e espiritual onde não existe nem passado nem futuro. Estamos atestando, através das constelações familiares, que a consciência está presente antes, durante e depois da existência, e não depende dela para se manifestar. Ou seja: através do campo familiar podemos acessar informações, histórias e dramas de seus componentes, a partir do princípio quântico da não localidade, conceito que atravessa o tempo.

Através dessa ferramenta, podemos beneficiar todo o sistema familiar, por gerações e gerações, para trás e para frente, por mais que a nossa consciência duvide e fique, como diz Roberto Crema, "no fanatismo do visível". Nosso mundo é muito mais invisível do que visível. As grandes ações e causas que movem a nossa alma não são visíveis, não são racionais e não têm ligações causais para o desespero da nossa mente.

Roberto Crema nos ensina a escutar primeiro o coração; em seguida, a intuição; e, por último, a mente. Nesta ordem. A mente está em último lugar porque é fanática pelo visível, e neste campo das constelações ela não vai nos ajudar, mas reduzir a experiência. Ela quer comprovações e só acredita no que vê. Nossa mente é assim, tem medo, foi treinada para nos defender, está ligada ao passado e a tudo o que já fomos e já construímos, está conectada ao nosso ego. A alma é uma outra instância dentro de nós.

Nossa alma é coletiva: dando voz a outros membros do sistema

Nossa consciência, bem como a consciência de qualquer pessoa que se disponha a entrar em contato com os bloqueios e conflitos emocionais do próprio sistema familiar, é considerada um **pacote de memórias e informações**. Ela pode, facilmente, ser acessada pelo constelador durante o rito das constelações, ou pela própria pessoa em constelações individuais, ou ainda em meditações sistêmicas. As informações armazenadas deixam de ser uma dimensão inacessível quando, através das constelações familiares, percebemos que temos uma ferramenta que **lê a nossa alma**, que nos dá acesso a esse banco de dados dramático que é o palco familiar de todas as vidas humanas.

Eu estava em Sydney, na Austrália, facilitando um pequeno workshop de constelações familiares, quando um rapaz se aproximou com o desejo de trazer um tema para constelar. O rapaz tinha um semblante fechado, um olhar opaco, muito triste, *olhando para a morte*. Desejava olhar para seu relacionamento com os pais. Dizia se sentir completamente desconectado, distante, e que aquilo o fazia sofrer. Escolhi um representante para o pai, uma representante para a mãe e o coloquei diante deles. No nível da alma (que é o nível acessado pelos movimentos da constelação), havia uma distância enorme entre eles. O rapaz até chegou a fazer algum movimento na direção do pai, mas, claramente, não sentia nenhuma ligação emocional. Algo o impedia de se sentir vinculado, pertencendo. Sendo assim, não conseguia se conectar com o amor que, invariavelmente, surge dos pais para os filhos, mesmo que cada um flua à sua própria maneira. A constelação foi encerrada assim, até onde ele conseguia ir naquele momento.

Vieram outras pessoas, aconteceram outras constelações, mas tinha ficado com uma informação colhida no campo familiar desse rapaz. Quando todas as constelações se encerraram, perguntei se ele gostaria de voltar e fazer apenas mais um movimento, e o rapaz, prontamente, disse que sim. Eu o trouxe, coloquei um representante diante dele e disse: "Seu avô!". Imediatamente, ele abraçou o avô, chorando convulsivamente por longos minutos. Abraçou, chorou, soltou, olhou para o avô... repetiu o movimento. Vários minutos depois, aos poucos, o choro foi se acalmando. Ele ficou diante do avô, olhando, profundamente, com um olhar encharcado de amor, gratidão, saudade e pertencimento. Aos poucos, os dois se separam e o rosto do rapaz estava transformado: notava-se facilmente um sorriso, que tomou lugar em seu rosto. Todos na sala falaram sobre como ele se iluminou, das mudanças de fisionomia, do olhar e do seu sorriso ao final. Nove meses depois, recebi uma ligação do amigo que organizou o workshop na Austrália e ele me disse: "Você sabe que a vida do vovô [esse foi o apelido que o rapaz ganhou] se transformou completamente depois daquela constelação?"

Fugir de certos destinos é a fantasia mais comum e, muitas vezes, secreta que habita o coração de quase todo mundo. Evitamos, a todo custo, aquilo que causou conflito, dor, adoecimento e sofrimento àqueles que amamos; evitamos aqueles que nos feriram ou que nós simplesmente rejeitamos.

E um dos grandes mistérios que as constelações familiares revelam é **como podemos evitar repetir certos comportamentos que herdamos**. Se isso é possível, essa porta de transformação profunda coloca em suspeição a maneira como viemos fazendo psicoterapias até hoje.

O princípio da não temporalidade

Bem, o avô do rapaz, que eu acabei de mencionar, já tinha morrido. Mas isso não fez a menor diferença. Na constelação, foi acessado o grande amor que o avô nutria por ele, o grande amor que ele sempre guardou pelo avô. Essa foi a grande chave para que ele sentisse amor e **pertencimento** ao próprio sistema, ao próprio lugar, pois o vínculo tão essencial com seus pais estava bloqueado por outros motivos. Não é raro que, quando o vínculo com os pais está fortemente bloqueado, um dos avós seja a ponte de ligação do indivíduo com todo o seu sistema, seja um ninho, uma garantia amorosa de pertencimento. Inclusive avós que já morreram ou que nunca foram conhecidos em vida. A consciência e o vínculo amoroso permanecem independentemente da vida física concreta.

Isto representa uma grande **quebra de paradigma** para as nossas terapias do visível: os fios coletivos invisíveis que nos ligam aos nossos ancestrais e conduzem a nossa alma podem ser percebidos, acessados, nutridos e curados através de uma ferramenta terapêutica disruptiva.

E mais: essas mudanças profundas afetam o nosso DNA, a nossa relação com o passado e a nossa herança projetada para o futuro. Nossa cura representa a cura de outras gerações.

Podemos acessar a consciência daqueles que já partiram

Uma questão que barra algumas pessoas (por conta de crenças religiosas) e atrai ou inquieta outras é a possibilidade de, durante uma constelação familiar ou um atendimento sistêmico, acessarmos a consciência daqueles que já morreram. Isso instiga muitas pessoas. Acho que essa é uma questão aberta e um problema a ser resolvido, uma vez que ainda não está estabelecido um franco e amistoso diálogo entre a ciência e as tradições espirituais. Esse problema pode ser ainda maior para aqueles que desejam um rigor científico sobre os fenômenos que acontecem durante uma constelação familiar porque simplesmente não temos uma pesquisa ampla sobre o tema, mas temos uma amostragem inigualável dos resultados em muitos países ao redor do mundo.

É comum que, na constelação, apareçam imagens que dizem respeito a momentos traumáticos da nossa vida, de profunda dor. Momentos em que nossas emoções primárias ficaram presas, momentos em que ficamos congelados.

O rapaz que me representou em minha primeira constelação olhava para a filha que perdi na minha primeira gestação. Eu sabia que essa era uma cena traumática, de profunda dor para a mãe dentro de mim.

Ao olhar para a cena, imediatamente me conectei com aquela dor. É comum que, ao final da sessão, o constelador convide a pessoa constelada a tomar o lugar do representante, pois isso pode facilitar a cura. Assim, entrei na cena, o representante saiu e, pela primeira vez, tomei nos meus braços a filha que havia perdido, que nunca nasceu.

Essa é uma das experiências mais fortes para as mães que perderam filhos. O sentimento de perda é de uma ordem que não conseguimos concretizar. Mas, quando somos capazes de olhar para a perda e para a dor, completamos o movimento de inclusão da criança. Isso é muito curativo para as mães e para os pais. É muito emocionante, muito tocante.

Quando trazemos para a constelação um tema que exige um movimento sistêmico, precisamos, muitas vezes, olhar para algum tipo de experiência traumática. Peter Levine, biofísico e psicólogo estadunidense, autor genial que nos ensinou tanto sobre o trauma e sobre como tratá-lo, apontou uma perspectiva que pode clarear a prática para o constelador.

Levine[14] experimentou, em uma amostragem muito grande, uma forma de tratamento do trauma diferente do trabalho sistêmico, mas que também aponta para esse caminho curativo e representa uma grande ferramenta para o constelador. Ele diz que, nas experiências traumáticas, é importante realizar um trabalho de limpeza de registro da memória em nosso sistema nervoso central e periférico.

É importante dizer que o trauma não diz respeito só à intensidade do evento. Imagina-se que o trauma está somente no evento em si, ou seja, em catástrofes e violências (urbana, doméstica, sexual).

---

14 LEVINE, P. **O despertar do tigre**: curando o trauma. São Paulo: Summus, 1999.

Na verdade, o trauma está no fato de ficarmos acuados porque não fomos capazes de dar uma resposta à altura naquele momento. Não responder a algo é como encapsular a emoção da dor. Ou seja, aquela emoção traumática, que precisa ser descarregada, transforma-se em uma espécie de **nó emocional** dentro do nosso corpo. Quando conseguimos descarregá-la de forma adequada e protegida, ficamos bem. Basicamente, o trabalho da *traumaterapia* é o de compreender que, do mesmo jeito que existem registros de dor profunda, de experiências traumáticas, existe, também, um vórtice de cura que age na mesma intensidade. Então, ao se trabalhar entre um e outro, permite-se que o corpo descarregue aquele registro.

Nas constelações familiares é diferente. Embora, muitas vezes, nos voltemos para cenas de trauma, aprendemos que as experiências dos nossos antepassados foram transmitidas de geração após geração e chegaram para nós como informações de sobrevivência, de impedimentos que bloqueiam e modificam o nosso comportamento. Alguns traumas, contudo, podem exigir um trabalho mais específico.

Verdades inconvenientes: a coragem, a força e o radicalismo de Bert Hellinger

Na primeira vez que o vi, ele estava facilitando um trabalho de constelações ao lado da esposa, Sophie, aqui no Brasil. Eram cerca de mil pessoas em um espaço completamente lotado em São Paulo. As falas e intervenções de Hellinger sempre eram motivo de admiração e críticas: ele falava em um estilo direto, sem qualquer preocupação em agradar; tratava de qualquer tema sem nenhum preconceito moral, permitia que as constelações fossem filmadas e fotografadas e, no seu jeito alemão, parecia (especialmente para os brasileiros) sempre duro e austero.

Sua presença, seu silêncio e seu olhar me impactaram, bem como a forma como ele lia, com grande rapidez e precisão, os campos das pessoas, as posturas internas delas e se colocava a serviço da constelação, diante de tamanho público, sem qualquer temor. Deixava-se guiar até as últimas consequências, e podia acertar ou errar com a mesma força e convicção. Era humano, imponente e já estava no inverno da vida, com mais de 85 anos. Era destemido, confrontador e muito conectado ao seu propósito maior: mostrar e popularizar o trabalho revolucionário das constelações familiares. Tudo estava a serviço desse propósito.

A coragem de Bert Hellinger sempre me impressionou. A ele é atribuída, de forma muito difundida, a honra de ter sido o criador das constelações Familiares. Em seu último livro autobiográfico,[15] Bert Hellinger remonta o caminho intelectual e profissional que trilhou e todas as influências e abordagens que, juntas, desaguaram nas constelações familiares sistematizadas, ampliadas, difundidas e acrescidas de suas contribuições geniais.

Nesse caminho de construção, ele tem uma brilhante contribuição, uma coragem ferrenha de levar ao grande público uma linguagem da alma com as implicações - tantas vezes polêmicas - dos emaranhamentos sistêmicos que envolvem as famílias.

Em sua autobiografia, vai nomeando e honrando diversos outros autores que o impressionaram, influenciaram e que contribuíram, de forma decisiva, para o método que ele criou e difundiu tão amplamente. Entre eles, vale destacar dois nomes: o psicólogo estadunidense Arthur Janov, criador da terapia primal, com quem Bert esteve pessoalmente e fez uma formação; e o médico e psiquiatra naturalizado estadunidense Eric Berne, criador da teoria do *script*

---

15 HELLINGER, B. **Meu trabalho, minha vida**. São Paulo: Cultrix, 2020.

(Análise Transacional), que Hellinger conheceu através de uma ex--aluna de Berne.

Ademais, mostra o quanto se impressionou com o trabalho do psiquiatra estadunidense Milton Erickson e os princípios que adotou dele. Hellinger cita, em especial, dois dos trabalhos mais significativos que o marcaram e antecederam as constelações familiares: a "reconstrução familiar" e a "escultura familiar" de Virgínia Satir; e o trabalho pioneiro de Iván Böszörményi-Nagy. Além disso, naturalmente, citou a Gestalt-terapia, de Fritz Perls e o genial trabalho de Carl G. Jung,, e tantas outras abordagens importantes que, juntas, teceram a trama filosófico-fenomenológica das constelações. Após honrar e descrever todas as suas influências, afirma: "a constelação familiar não foi um conhecimento que caiu do céu para mim".

As falas radicais de Bert Hellinger têm sido, muitas vezes, interpretadas fora de contexto. A maioria de seus livros são transcrições de workshops e cursos, e várias das afirmações estão emolduradas por um drama familiar de uma pessoa ou família específicas, que estavam, naquele exato momento, diante dele. Não creio que ele quisesse fazer dessas falas verdades universais, dogmas ou conceitos teóricos. Portanto, não devem ser entendidas desse modo.

Hellinger era um homem radical na sua adesão ao mundo da alma, no seu trabalho persistente até o fim da vida, viajando por todo o planeta a fim de demonstrar, incansavelmente, o método potente e revolucionário para o qual contribuiu de forma genial.

Foi endeusado e duramente criticado, especialmente na Alemanha, onde colocou nazistas e judeus vítimas do holocausto frente a frente nas constelações, dando a ambos o mesmo lugar, afirmando que somos todos iguais diante da Força Maior que nos guia, e radicalizando sua crença absoluta na natureza humana e na inclusão de luz e sombra de cada indivíduo. Foi chamado de nazista e fortemente hostilizado. Mesmo assim, seguiu pelo mundo.

Esse movimento da constelação familiar – quando nos expõe diretamente aos movimentos internos ocultos de nossas próprias almas; quando coloca povos e nações em conflitos, vítimas e perpetradores, diante uns dos outros – que propõe a inclusão de tudo e de todos é a entrega a um movimento maior, diante do qual todos os seres humanos são iguais. Esse entendimento é absolutamente radical.

Advertências

Durante uma constelação, uma semente é lançada na terra e, a partir daí, o trabalho leva um tempo para florescer. É o tempo da natureza interior do cliente.

É importante avisar ao cliente sobre possíveis reações que podem ocorrer depois de se participar de uma constelação, como foi dito anteriormente.

A grande notícia é que os entendimentos, as liberações, as inclusões dos que foram apartados são movimentos de mudanças profundos que permanecem com as pessoas. O impacto de algumas constelações pode levar anos para ser assimilado totalmente, e seus efeitos traduzem-se em novos movimentos de alma que de alguma maneira repercutem para todos os membros da família.

Já em outras situações, as mudanças são imediatas. O que precisamos entender é que a cada caso, a cada questão, a cada sistema familiar, as soluções se apresentam de forma única, profunda, específica e não podem ser universalizadas.

Uma constelação não é mágica. Ela não é um processo em si mesmo. Como toda e qualquer ferramenta terapêutica, a força dela se concentra no movimento interno dos indivíduos. É preciso **fazer o caminho de reconciliação, de inclusão, de equilíbrio, de restauração da ordem**. Isso vale para todos. É preciso fazer o movimento interno de solução apontado na constelação, sem atribuir o poder de transformação ao constelador ou à ferramenta. Eles nada podem diante da nossa realidade interior e diante do nosso sistema, além de respeitar o nosso próprio movimento.

Os limites das constelações familiares

Não é sempre que será necessário fazer uma constelação. Não é para todo mundo e nem em qualquer momento da vida. Existem algumas pessoas que talvez precisem de um trabalho de liberação de certas cenas que precisam ser descarregadas no nível somático. Algumas pessoas estão muito ativadas em relação a experiências traumáticas que viveram (assaltos, mortes, violências, catástrofes, acidentes, ameaças, abusos etc.).

Digo isso porque, em alguns casos específicos, a pessoa não consegue se soltar, ir além, atravessar a dor no trabalho sistêmico porque se encontra fixada e traumatizada. Quando isso ocorre, recomendo as sessões de Experiência Somática (*Somatic Experiencing*, ou SE, na sigla em inglês) e o lindo trabalho desenvolvido por Peter Levine, que tem terapeutas treinados em vários países do mundo. No Brasil, temos excelentes professores e terapeutas em diversas capitais. Agora é preciso lembrar que não existem regras, que o diagnóstico depende do olhar e da escuta treinada do terapeuta/constelador, pois estamos atuando em um campo sutil.

A mediação

Nas constelações familiares, muitas informações necessárias ao entendimento do movimento de alma que uma pessoa precisa fazer podem ser acessadas diretamente por ela, seja para desativar uma lealdade sistêmica; para desbloquear o fluxo de amor entre ela e sua mãe ou qualquer outra pessoa muito importante da sua família; para curar um emaranhamento com o destino de um ancestral; ou ainda para encontrar uma solução sistêmica para um conflito, **a melhor possível para todos os envolvidos**.

O indivíduo não está preso ao repertório de interpretações do constelador/ajudante, nem precisa tomar como verdade aquilo que está sendo dito por ele. Os representantes, literalmente, manifestam em suas posturas corporais, seus gestos, suas emoções e, algumas vezes, em (preferencialmente poucas) palavras, as informações que todos os envolvidos podem e conseguem acessar com facilidade a partir do campo familiar da pessoa que está sendo constelada.

Sendo assim, não dependemos do desenvolvimento intelectual nem emocional do constelador, mas podemos ser por ele incentivados e apoiados a acessar, por nossas próprias vias, através de um estado de mente expandida e da nossa percepção, muitas informações, às quais jamais tivemos acesso antes, pois não estavam disponíveis no nível da razão. Por vários motivos, essas informações podem ser contundentemente diferentes de toda a narrativa familiar que escutamos por toda uma vida, mas que muitas, inúmeras, milhares de vezes, encontram confirmação íntima com aquele que as recebe. É essa confirmação – muitas vezes de fatos muito importantes e enredos dolorosos – que promove uma mudança disruptiva, observável e, em alguns casos específicos, muito rápida, na vida de muitas pessoas, que fascina outras tantas e mantém essa aura de mistério sobre o poder transformador das constelações. Fica parecendo algo mágico, mas não é.

A importância de não dependermos do constelador/terapeuta/ajudante para interpretar a realidade que se mostra e se impõe é um salto de qualidade e de liberdade diante dos modelos anteriores de psicoterapias.

A facilidade com que as informações podem ser acessadas é outra possibilidade revolucionária que as constelações oferecem. É democrático: qualquer pessoa em estado de sanidade mental pode acessar informações sobre si mesma, sobre seus sentimentos mais profundos. Isso pode acontecer, por exemplo, quando ela faz uma meditação sistêmica - como algumas disponibilizadas aqui - ou durante as próprias constelações - neste caso, preferencialmente com a mediação de um constelador bem treinado.

Às vezes, fatos podem ser confirmados com uma precisão assustadora. Qualquer pessoa pode acessar a dor do coração, o movimento de alma, uma frase, uma intenção de um ancestral que há muito já não está aqui. E essas informações chegam até as pessoas como uma bomba ou um bálsamo. Essas informações chocam, negam discursos e certas verdades que foram repetidas por toda uma vida ou confirmam certas suspeitas íntimas que nunca haviam sido mencionadas, assumidas ou confirmadas antes.

"No fundo, sempre desconfiei que não era filho do meu pai". "A vida toda sonhei que tinha de fato um irmãozinho". "Sempre senti que tinha perdido um filho e nunca pude falar ou chorar por isso". "Sentia que a minha mãe queria ir embora". "Meu pai nunca esteve lá de verdade". "No fundo eu sabia que estava me apoiando no meu filho, e que isso era pesado demais para ele". "Ouvi aquela frase sobre a minha mãe e meu coração, na mesma hora, me disse que era verdade". "Esperei a vida toda pra escutar aquilo". "Sabia que eu não estava louca: havia uma forte razão para tudo aquilo que nunca tinha se mostrado". "Mesmo depois de mais de quinze anos de casamento, percebi que nunca tinha olhado para o amor do meu marido". "Pela primeira vez em quarenta anos, senti o amor da minha mãe". "Eu sabia que o meu pai não era aquele homem que sempre me disseram que ele era". "Quando olhei para a minha avó, eu me senti amada pela primeira vez". "Agora tudo faz sentido para mim".

"Eu, de fato, nunca respeitei os homens. Só agora eu vejo". "Agora começo a entender quem sou".

Essas são algumas das centenas de frases que me impactaram e me impactam todos os dias. E todas as vezes que me coloco diante de uma constelação ou de um atendimento sistêmico, me faço a mesma pergunta inicial: "O que está em jogo aqui? O que realmente importa ser mostrado?".

A reconciliação

Depois do processo do trabalho sistêmico, é possível nos reconciliarmos. Fazer uma reconciliação com quem de fato somos, com nosso **destino**, com tudo aquilo que nos precedeu, nos impactou em todos os níveis, com todas as circunstâncias que foram determinantes para a história de cada um. Reconciliação com aquilo que antes excluíamos e que passamos a reconhecer como algo que nos constitui e nos pertence; reconciliação com aquilo que nos feria e, por isso, atacávamos, que passa a ter um lugar dentro de nós, da nossa alma e do nosso coração.

Reconciliação com as pessoas cujos valores, comportamentos, ações e destinos confrontaram nossos próprios valores, nossa moral, nossa conduta, nossas intenções, e nos frustraram, feriram e até nos difamaram ou excluíram. Reconciliação com a nossa participação ativa em tudo o que houve e sobre o que nos sentimos vítimas.

Reconciliação com os/as parceiros/as anteriores: quando uma relação de fato está bem acabada, estamos livres, felizes para reconstruir a nossa vida, e sobretudo para nos entregarmos ao amor novamente. Enquanto isso não é possível, enquanto não somos capazes de nos abrir novamente, nossa energia está envolvida demais com o que houve no passado.

Principais diferenças entre constelações familiares e psicoterapias tradicionais

A DIFERENÇA ENTRE AS PSICOTERAPIAS TRADICIONAIS E AS CONSTELAÇÕES FAMILIARES

Psicoterapias tradicionais	Constelações familiares
Depende da interpretação do terapeuta	Acesso direto às informações do campo
Foco no indivíduo	Foco no sistema familiar
Trabalha com a queixa do cliente	Olha para o que acontece entre os membros de um sistema
Empatia com o cliente	Empatia com o excluído
Comportamentos compreendidos de forma causal	Busca a causa oculta dos comportamentos nas repetições de padrões; multicausal
Trabalha com dados biográficos	Olha para os dados biográficos e dos padrões transgeracionais
Mergulha na história pessoal/biográfica	Retira e desconstrói a história biográfica
Linguagem/razão (terapias corporais)	Campo espiritual/percepção/intuição/movimentos corporais dos representantes

Por tudo isso que vimos, compreendemos que o campo das constelações é profundamente espiritual. Mas é necessário, também, distingui-las das psicoterapias tradicionais.

As constelações são um trabalho inovador porque se desprendem do modelo clássico das psicoterapias tradicionais. Nelas, não existe a necessidade de que um terapeuta interprete ou atribua significados para aquilo que está ocorrendo. As psicoterapias necessitam dessa relação de projeção entre terapeuta e paciente. Nas psicoterapias tradicionais, os eventos são narrados, predominantemente, pelo próprio paciente e de forma verbal. Isso implica que o paciente conte aquilo que sabe sobre a história dele, daquilo que tem consciência, com todos os coloridos emocionais e traumáticos daquilo que vivenciou. Cabe ao psicoterapeuta validar aquilo que o cliente traz, a sua queixa. Desse modo, a queixa do cliente deverá ser validada e, assim, não temos acesso àquilo que move a alma de um pai (que, por exemplo, age como um tirano); mas é justamente a razão oculta desse comportamento que é a chave para a conciliação e a cura. Não há ferramentas para que o cliente possa se ver, observar a própria postura, como se faz no campo das constelações diante do pai tirano, por exemplo. Nas constelações, além da postura do cliente ser revelada, existe algo que ocorre *entre* pai e filho, que ocorre *na relação dos dois,* que é o foco dessa observação/percepção sistêmica.

O psicoterapeuta lida com o sentimento do filho de que o pai foi um tirano e a empatia que possui, como terapeuta, é com o cliente. Essa foi uma das coisas que mais me impactou quando comecei a trabalhar com constelações. Percebi, com todos os ensinamentos de Bert Hellinger, que a empatia do constelador é com o excluído, e isso transforma o curso do trabalho terapêutico.

Psicoterapia e constelações são ferramentas diferentes e atuam em áreas diferentes da nossa alma e da nossa consciência. Não é aconselhável fazer as duas juntas porque, nas psicoterapias tradicionais, o psicoterapeuta mergulha dentro da biografia do cliente, validando o que foi narrado por ele e buscando as raízes e as causas dos problemas e questões que ele traz (consciente ou inconscientemente). Já o constelador precisa sentir empatia com quem está excluído do sistema. Não olha mais apenas para o indivíduo, mas para um sistema, para uma alma coletiva, para as relações entre as pessoas da família e, necessariamente, **precisa arrancar o cliente da biografia que narrou para si mesmo durante toda a vida**.

Quando eu fazia psicoterapia, observava a vida e as histórias incontáveis das pessoas que estavam ali à minha frente – e de tantas outras pessoas sobre as quais elas falavam – como um movimento entre duas grandes ondas: a capacidade de se adaptarem ao mundo e a capacidade de confrontarem o mundo.

Nesses mais de vinte anos, sempre busquei uma forma de ajudar as pessoas a não permanecerem presas àquilo que um grande amigo meu, sociólogo, falava, ao criticar a psicoterapia: encontrar caminhos através dos quais ela não estivesse fundamentalmente a serviço de **adaptar** as pessoas, a qualquer preço.

Depois que comecei a me aprofundar nos movimentos sistêmicos da alma, passei a observar ainda uma outra questão importante: quando escuto as histórias familiares de todas as pessoas, tenho uma grande clareza sobre o quanto todos os seres humanos estão submersos em grandes dramas coletivos. Ao mesmo tempo, temos uma necessidade profundamente humana de **pertencer e conviver** para nos sentir amados e aceitos.

Não há como medir ou comparar sofrimentos, não temos como atribuir juízos de valor a este ou aquele comportamento insano, a esta ou aquela situação. O que podemos fazer é olhar de fora para nós mesmos e nos curvarmos, interna e silenciosamente, com muito respeito, a toda dor e a todo sofrimento.

Ao longo da minha vida como terapeuta, descobri que aqueles sofrimentos que considerava piores ou mais dolorosos eram simplesmente aqueles que reverberavam no meu próprio sistema familiar de forma viva ou não concluída e, portanto, ainda afetavam a minha alma.

E descobri, com muito tempo (mais de trinta anos) de meditação e muitos movimentos sistêmicos, que quando algo se conclui no nosso próprio sistema, ou seja, quando conseguimos soltar ou desativar certas lealdades, **estamos liberados daquela dor ou daquela experiência traumática**. E, quando isso acontece, deixamos de sentir, acreditar, justificar como algo mais intenso, mais profundo ou mais doloroso determinada experiência ou uma situação específica, seja ela qual for.

Isso equivale a dizer que, quando buscamos alguém como um terapeuta para nos guiar nesse caminho de transformação humana, tudo de que precisamos é que ele ou ela seja uma pessoa comprometida com o próprio caminho e que já o tenha trilhado algumas vezes para ficar ao nosso lado e nos conduzir em direção a nós mesmos.

Quando olhava de forma mais ampliada para todo sofrimento humano, sempre sentia uma inquietação em relação à psicoterapia: através dela eu tinha uma estrada habilitada ao meu trabalho, que era uma estrada rica, que de fato ajudava as pessoas, que poderia ser profunda (dependendo de quem estava caminhando e conduzindo), mas que era única. Essa estrada era a história biográfica familiar que cada um viveu. Sei que nunca nos descolaremos das nossas experiências biográficas. Dizendo de outra maneira, o nosso próprio ego – a própria noção que temos sobre quem somos – foi construído a partir dos nossos eventos biográficos.

Enquanto estamos narrando tudo o que nos aconteceu, tudo o que tem colorido emocional para nós (de prazer e de dor), tudo o que nos marcou, traumatizou ou nos fortaleceu e nos levou adiante, necessariamente estamos atribuindo juízos de valor. Podemos, sim, ser acolhidos de forma humana e curativa. Podemos, sim, ressignificar muitos eventos biográficos a partir das experiências narrativas e, ao mesmo tempo em que acessamos nossos conteúdos inconscientes, nas psicoterapias profundas, nos tornarmos conscientes e presentes para com a maneira que nos sentimos.

O que não conseguimos com as psicoterapias tradicionais é justamente acessar as informações das narrativas de vida dos nossos antepassados e descortinar os intrincados enredos através dos quais permanecemos presos e conectados, repetindo e pagando um alto preço emocional, psicológico, familiar, social.

Como as psicoterapias tradicionais trabalham com os dados biográficos (com eficiência), não conseguimos nem diagnosticar, nem acessar essas informações. Para levá-las em conta, precisamos acessar o *campo familiar,* olhar para as histórias e dramas transgeracionais, raízes ancestrais de comportamentos que emergem de forma inconsciente na nossa alma coletiva hoje. É exatamente por isso que continuamos carregando *pesos emocionais* pela vida, ou até mesmo nos sentimos infelizes, levando uma bagagem que não nos pertence.

É aqui que as constelações surpreendem, impactam e liberam conteúdos profundos que, muitas vezes, geram transformações tão inusitadas quanto assustadoras.

A incapacidade de controlar nossos comportamentos não está apenas vinculada ao fato de que a raiz deles é inconsciente, como nos descortinou Freud, em 1900. Se fosse assim, tudo aquilo que integramos na consciência, ou seja, todos os comportamentos sobre os quais nos tornamos conscientes, deixariam de existir.

A esfera sistêmica é a rede ou a "hipnose familiar" que nos mantém atados e exige uma outra ferramenta para que suas tessituras se desvelem.

4

Como pacificamos o nosso coração

> Não considero a alma assunto pessoal ou individual. Não é algo de nossa propriedade nem atributo de identidade. Trata-se de um campo de ressonância em que tudo e todos estão conectados entre si. O que importa é a rede e suas sinapses, não os membros estritamente [...].
>
> **Joan Garriga**

Tomar a realidade

Eu aprendi, ao longo da minha experiência escutando pessoas que costumavam se queixar da própria vida ou que nunca conseguiam se sentir satisfeitas com as próprias condições, que é inútil brigar com a realidade. Também aprendi, observando, que todos nós ainda somos uma humanidade infantil: como crianças, muitas vezes ficamos batendo o pé diante de desafios, dificuldades e sofrimentos que a vida nos apresenta. Há três ensinamentos importantes que precisamos colocar em prática:

- Dizer "sim" para o que foi e para o que somos: vamos aprendendo a dar espaço e integrar, dentro de nós, aquilo que ocorreu conosco, e o que nos causou dor. Todo sofrimento vem do nosso esforço de oposição ao que houve.

- Tomar a nossa vida, do jeito que ela chegou até nós, através dos nossos pais: sem excluir ou recusar nada do contexto que a emoldurou, do caminho que ela percorreu, das dores e da força que a trouxe. Tomar a realidade começa por tomar os nossos pais, com um processo de reconciliação com a nossa origem, de voltar para o nosso lugar.
- Tomar os pais como são com tudo que lhes faltou, com o que foi possível para eles, com o que deram conta, com suas impossibilidades e com suas grandezas e fraquezas.

Dizer "sim"

Ao longo da minha jornada como consteladora, também tenho contribuído com a terapia sistêmica. Uma das minhas contribuições são as dezenas de meditações sistêmicas que criei. A "meditação do sim" tem o objetivo de desfazer o nó interior que se cria quando resistimos a algo que a vida nos traz. Nessa meditação, respiramos e falamos "sim" para os acontecimentos, para o que é mais difícil, para o pai, para a mãe, para as mudanças que temos que fazer, para a doença que nos acometeu.

Vamos dizendo "sim". Isso desata um nó dentro de nós que é bem profundo e bem exigente. Hellinger tem uma frase que nos ajuda a enxergar isso tudo, que nos leva para muito além dos limites da consciência pessoal: "Tudo o que existe pode existir".

As coisas, as pessoas, as instituições, o comportamento humano, o poder, os desvios, os ganhos, as conquistas, os aprendizados, o dinheiro, a vida e a morte estão além da nossa vontade, dos nossos valores morais, do que julgamos ser justo, honesto, certo ou errado. O mundo é o que é: muito maior do que nós. Oferecer resistências ou brigar com essas circunstâncias é a forma que temos de não tomar a realidade.

Para acessar a Meditação Sistêmica "Olhando para quem eu sou" aponte o celular para o QR Code ao lado.

Desenlaces e inclusões

A grandeza de olhar para trás é como abrir portas que foram fechadas dentro da nossa própria alma, dentro dos vínculos amorosos, dos nossos relacionamentos mais próximos, mais íntimos, mais importantes. Quando olhamos para nós mesmos, certamente encontramos lugares que ainda não visitamos, que tememos. Em nossa família não é diferente: aqueles que se suicidaram, que traíram, que partiram, que foram violentos e tantos outros que foram protagonistas de dramas dolorosos refutados... a todos eles, foi negado o direito de pertencer.

Abrir a porta e dizer "Você também faz parte", "Eu vejo você", "Assim como eu, você pertence" é como expandir a nossa alma e dar as boas-vindas a todos.

O movimento de inclusão é um reconhecimento da essência e existência de todos, de cada um. É uma expansão enorme para a nossa alma, que nos traz alegria e paz, mas sobretudo nos libera de termos de continuar presos e dando sequência ao que não foi aceito.

Eu tenho um primo querido que, por ser uma pessoa diferente, sempre foi motivo de piadas e brincadeiras feitas pelos outros primos. Quando estávamos juntos e alguém brincava com o nome dele, surgia o comentário: "Ele é seu primo, não meu!". Então, outro dizia: "Meu não, ele é seu primo!". Um jogava para o outro, brincando, e todos riam. Toda família tem alguém que é excluído de forma parecida: se não tão explícita, de forma velada e silenciosa.

Depois de conhecer a abordagem sistêmica, compreendi que, por trás da aparente "brincadeira inocente", havia uma profunda rejeição e exclusão daquele primo. Um dia, no meio de uma dessas brincadeiras, falei: "Sim, ele é meu primo! Pode dar para mim, porque é meu primo!". Falei aquilo com uma postura de quem realmente abriu o coração e deu àquele primo o lugar dele: igual a mim e a todos os demais, nem melhor e nem pior do que ninguém. Naquele momento, a brincadeira cessou, e nunca mais vi meus outros primos brincarem daquela mesma forma sobre ele.

Cada um de nós pode validar o outro, o seu lugar de pertencimento no sistema: basta tomarmos, em nosso coração, aquele que foi rejeitado ou excluído. Se estamos experimentando, no nosso sistema, o lugar do rejeitado e excluído, é provável que estejamos olhando para o destino de outra pessoa, é provável que estejamos representando uma pessoa que foi excluída.

Se falamos de um movimento de alma de toda uma vida, é provável que seja muito eficaz participar de uma constelação familiar e verificar para onde estamos olhando, ou seja, se estamos vinculados ao destino de outro familiar, como foi explicado acima. Então, o nosso exercício agora consiste em aceitar pertencer à nossa família e também abrir o nosso coração, porque todo excluído também é um autoexcluído, que faz o movimento de exclusão de si mesmo.

Perceber esse movimento com amor tem transformado a vida de milhares de pessoas ao redor de todo o mundo. As constelações familiares criam um profundo campo de amor, reparação e reconciliação. Porque através deste trabalho somos levados para além dos nossos julgamentos morais, para o encontro de almas que nos torna iguais, que cria pontes de respeito entre as pessoas.

Esse olhar sistêmico e esses movimentos de alma têm colaborado para que milhões de pessoas encontrem lugares de pertencimento; que soltem mágoas, críticas e julgamentos; que se reconciliem com seus pais, com seus entes amados e com sua origem. E cada ser humano que se reconcilia o faz por todos do seu sistema. Eu queria lembrar que, em nosso DNA, está presente 50% da carga genética dos nossos pais, 25% da dos nossos avós e 12,5% da dos nossos bisavós. Somos influenciados por sete gerações anteriores, e quando temos filhos, nosso DNA influencia sete gerações posteriores.

Nosso sistema familiar é como um campo em que as ressonâncias são quânticas. Quando tomamos no coração alguém que estava excluído, todo o nosso sistema imediatamente acolhe essa pessoa por força da alma familiar e da consciência de unidade.

Na abordagem sistêmica, falamos que a vida sempre dá um jeito de unir, pois a vida é forte. E existe um fluxo de amor atravessando e conectando todas as gerações através da alma familiar, que é um amor cego, mas também pode ser um amor curativo.

O amor que cura diz respeito a esse fluxo, a estarmos no nosso lugar com humildade, a abrirmos o coração e nos expormos a tudo e a todos de forma equânime. Não somos melhores nem piores do que ninguém, e tomar todos no coração amplia a nossa alma. Eu gosto de uma frase do Bert Hellinger que diz: “Na minha alma eu quero todos”. E nós, quantas pessoas da nossa família queremos receber?

Quando incluímos alguém

No exato momento da inclusão, do reconhecimento de alguém que estava excluído do sistema, um efeito profundo é demonstrado por todos os participantes como um grande alívio. Esse mesmo efeito atua como uma liberação, geralmente para o cliente, que estava emaranhado com o excluído. Muitas pessoas relatam efeitos sobre membros da família que não participaram e que até mesmo não tiveram a menor consciência sobre a realização da constelação.

A inclusão não é um conformismo. É mais fundo ainda, é uma submissão total à realidade. Nessa abordagem, entendemos que a realidade é uma instância maior do que nós. Aceitar as pessoas como elas são é a única forma de seguir adiante com inteireza e com saúde. A vida é o que é, as pessoas são o que podem ser porque é o que elas dão conta de ser.

O mundo
é o que é:
muito maior
do que nós.

5

Movimentos de Alma: a partir da escuta das mulheres

A alma é o corpo da
Ancestralidade em nós.

Roberto Crema,
em um de seus seminários na Rede UNIPAZ.

Eu tive um sonho: sonhei que estava num grande salão, em um dos meus workshops, e lá havia cerca de duzentas mulheres. Quando olho no fundo do salão vejo minha mãe e a minha avó materna, a mãe da minha mãe. Quando as vejo, dentro do campo do meu trabalho, meu coração se enche de alegria e saio correndo para contar sobre a presença delas a Roberto Crema.

Cada mulher carrega em si a sua linhagem, para onde quer que vá. E o trabalho com as mulheres me mostrou que o sistema "toma para si" uma delas: uma filha, a cada geração, é "escolhida" pelo próprio sistema familiar como a "herdeira". Ela vai carregar a dor da mãe e das mulheres que habitam a alma da mãe, e também a força e a luz dessas mulheres. E é assim que as mulheres vivenciam vários dramas que não são delas mesmas, mas foram herdados, de forma inconsciente, das mulheres da sua família. Mas para isso há um desafio: a tarefa de toda mulher na sua vida é curar essa herança. Com respeito e amor, soltar essa dor para que a sua geração abra a possibilidade da transformação interior para além das memórias ancestrais, para além da dor, para além do amor cego das repetições de padrões, na direção do amor que vê. Essa é uma grande oportunidade.

Quando começamos a olhar para trás e percebemos que estamos sendo *leais* a outros comportamentos familiares, que os estamos perpetuando automaticamente, muitas vezes nos sentimos perdidos e impotentes. O que fazer? Como construir um relacionamento amoroso diferente do padrão emocional da nossa família? Como não cometer os mesmos erros? Como não temer que o desfecho de um relacionamento, de uma carreira profissional ou de uma vida inteira seja o mesmo que sempre assistimos com nossos pais ou que ouvimos contar sobre alguém importante pertencente à nossa família?

Meu trabalho tem sido, junto ao de milhares de mulheres, olhar para trás e receber a amorosa e respeitosa permissão para seguir adiante e fazer um pouco diferente. Um pouco porque, como disse Roberto Crema, nossa alma é o lugar onde nossa família nos habita e sempre os carregamos. Mas não estamos fadados a fazer sempre tudo igual. O que nos interessa é o caminho, a peregrinação dos buscadores de suas próprias curas. Estamos olhando para a transformação. Abrimos em nossa alma um espaço de amor e dizemos para os nossos pais:

> Papai e Mamãe, em minha alma eu conheço a dor de vocês, desde muito cedo. Desde quando eu não entendia o que sentia.
> Hoje, com respeito, dou a esta dor um lugar. Porque hoje posso olhar para vocês.
> Reconhecendo esta dor, e tudo o que vocês passaram, reconhecendo que estavam tentando ser felizes e que

todos os seres humanos são parte de uma vasta teia, cujas origens remontam a muito antes de nós mesmos, reconhecendo que todo ser humano é luz e sombra, reconhecendo que todo ser humano se encontra e se perde, comete erros e aprende.
Eu peço que me olhem com carinho se eu for além de vocês. Peço que me abençoem se eu fizer um pouco diferente. Na vida, muitas vezes, eu penso como vocês, ajo como vocês e temo o que aconteceu a vocês. E, exatamente por isso, eu lhes peço que me abençoem e me permitam ir além. Para que eu possa amar e ser amado, para que eu possa ser feliz e fazer algo bonito com a vida que vocês me deram. Com amor e gratidão.

Para acessar a Meditação Sistêmica, para repetir por semanas e ajudá-lo a seguir adiante, aponte o celular para o QR CODE ao lado.

A voz da Sabedoria Ancestral que habita as mulheres

Eu estava em um Círculo de Mulheres terapêutico e elas estavam muito falantes naquela noite quente. Havia uma agitação no ar: um verão interior, uma inquietação, que começou a ser expressada pelo grupo através da fala. Todas falavam, poucas se escutavam. Sugeri, com delicadeza, que dessem as mãos umas às outras e disse: “Fechem os olhos, por favor”. Eu me conectei com o meu coração e falei:

"Dentro de mim existe uma tola e uma sábia. A tola é aquela tagarela que fala, fala, fala... pede a opinião de todos ao seu redor. Ela precisa ser confirmada o tempo todo. A tola está sempre confusa, indecisa... ela não tem clareza dos próprios passos... A tola é aquela que se perde nas pequenas coisas, pois não sabe o que é realmente essencial. Está sempre perguntando aos outros: 'O que eu faço?'; 'O que você acha que é melhor?'; 'O que você acha disso, daquilo...?'"

Já a sábia é aquela mulher que escuta, que se cala e que reconhece que dentro de si existe um espaço de silêncio; e que esse espaço, necessariamente, é um lugar de força. A sábia é aquela que nos acalma, e que diz, dentro da gente, com a nossa própria voz: "Está tudo bem"; "Vai passar"; "É assim mesmo, não se incomode". Ela nos acalma. A sábia é uma presença da sabedoria ancestral dentro de uma mulher. Apazigua o nosso coração, tem uma boa palavra para as outras mulheres ao redor, tem um olhar que abençoa. Escuta a própria intuição, o próprio *feeling*, sendo capaz de sentir, com o próprio coração, e mais que isso: ela escuta aquilo que sente. Tem instinto e criatividade para lidar com as diferentes situações que a vida nos traz. Toda mulher pode chamar a sábia, pode entrar nesse espaço dentro de si mesma, pode se calar até encontrar uma resposta quando for necessário. Todas nós temos autonomia para experimentar uma dimensão e outra.

Conectadas com a tola, muitas mulheres me disseram: "Eu não escuto a minha intuição". Mas, como escutar, se vivemos em um mundo absolutamente caótico e "normótico",[16] que naturaliza o sofrimento e nos convida a nos adaptarmos a uma realidade regida

---

16 "Normose" é um conceito cunhado por Jean-Yves Leloup, Pierre Weil e Roberto Crema. Normose é a patologia da normalidade. Um normótico é alguém super adaptado, que perde sua capacidade de autenticidade, de diferenciação e de autoconsciência. A respeito, leia *Normose*: a patologia da normalidade, dos mesmos autores citados (Petrópolis: Vozes, 2011).

pelo senso comum, que não abre espaço para os impulsos da nossa alma? Essa forma de viver, tão distanciada dos nossos movimentos internos e profundos, chegou tão longe, a um extremo de uma vida "sem alma". Em compensação, cresce, cada vez mais, o fascínio por uma *terapêutica da alma,* por uma possibilidade de escuta e de expressão de quem nós, verdadeiramente, somos, para poder construir uma vida com mais propósito e sentido.

O mundo nos distrai de nós mesmas. O que pode nos adoecer – a todos, de modo coletivo – é justamente o fato de nos mantermos semidespertas, como autômatas na vida, como mulheres tarefeiras em meio ao caos e à distração do mundo, adaptadas a isso, completamente desconectadas de nós mesmas. Pagamos um preço alto para viver ajustadas a tudo: à nossa família, aos desejos de todos ao nosso redor, às cobranças sociais e, principalmente, àquilo que nos foi apresentado como uma "receita de bem-viver", ou àquilo que as pessoas acreditam que significa ser feliz.

Qual é a receita de felicidade que foi apresentada a você? Quais são os elementos que te convenceram ser necessários para uma vida feliz? Casar-se e permanecer no casamento como uma esposa maravilhosa? Ser uma mãe dedicada de dois filhos (sendo, de preferência, uma menina e um menino)? Ser uma excelente profissional? Ter uma casa na praia? Ter um corpo dentro dos padrões de beleza? Ser bem-sucedida? Na sua receita de felicidade existe algo que seja, realmente, um anseio da alma? Você se reconhece na vida que vem construindo e vivendo? Por que nos perdemos tanto?

Em resposta a esses questionamentos, existe uma frase da escritora e psicóloga estadunidense Clarissa Pinkola-Estés: "A mulher moderna é um borrão de atividade. Ela sofre pressões no sentido de **ser tudo para todos**. A velha sabedoria há muito não se manifesta".[17]

---

17 ESTÉS, C. P. **Mulheres que correm com lobos**. 10. ed. Rio de Janeiro: Rocco, 2014.

Mas sempre há infinitas possibilidades de transformação.

Atravessar uma crise com coragem é atravessar uma ponte, jogar nossas antigas cargas emocionais para serem levadas para sempre pelo rio da vida que passa debaixo dessa ponte. Mas essa travessia pode exigir dizer "não" a uma vida vazia, ou a uma vida que já não faz mais sentido.

Quando a morte se aproxima

Quando eu estava meditando no final da vida do meu pai, tive um forte pressentimento de que ele ia morrer. Senti que esse momento estava bem próximo (embora não quisesse acreditar naquilo que estava sentindo). Como nos abrimos para algo que não desejamos experimentar na vida? Como nos abrimos para permitir que a dor nos atravesse? Eram seis horas da manhã e eu tinha acordado assustada de um sonho com ele (que já não me lembro), então sentei para meditar. A consciência da morte dele me veio claramente. Chorei muito. Peguei o livro *Mulheres que correm com lobos*, abri e li esta frase: "Uma loba matou um de seus filhotes que estava mortalmente ferido. Para mim foi como uma dura lição sobre a compaixão e a necessidade de permitir que a morte venha aos que estão morrendo".

Na hora, a voz da sábia em mim me mostrou que eu estava "segurando" meu pai com o grande amor que nos unia. Chorei muito, meditei, agradeci e entreguei a vida dele. Naquele dia, que era um domingo, fui para a casa dele no fim da tarde para lancharmos juntos. Ele passou muito mal, foi internado e morreu três dias depois... nunca mais voltou para casa.

Só o amor chega tão longe. Só a voz ancestral em nós nos guia para atravessar a dor e ir além dela, na direção do amor.

Indo além da polaridade vítimas-agressores

Escutando as mulheres tive experiências pouco usuais, experiências transpessoais. Porém, antes de ser uma consteladora familiar, eu não considerava exatamente que estava "acessando o campo" das pessoas de uma forma tão natural como fazemos hoje, eu e milhares de consteladores ao redor de todo o mundo.

Eu cursava o último ano da faculdade e fazia estágio no Conselho Tutelar da cidade vizinha, quando comecei a atender uma menina de 14 anos que apanhava muito do seu pai. Eu era uma jovem terapeuta, e quanto mais queixas chegavam, quanto mais aquela menina sofria, mais indignada eu me tornava diante da dor dela. Até que um dia, depois de muitas intervenções do Conselho Tutelar, o pai foi chamado e me pediram que o atendesse.

Diante de mim, aquele homem chegou como o "agressor", e isso me provocou um misto de sentimento de raiva e indignação. Eu estava muito próxima da filha dele nos últimos meses, e senti profundamente a dor daquela menina. Mas eu estava ali e me dispus a escutá-lo. Ele começou a falar da sua história, do seu desamparo, da sua dor, da sua enorme dor. E de repente, sem que eu percebesse com mais clareza o que estava acontecendo, começou a se transformar, dentro de mim, a forma como eu me sentia: a minha indignação começa a se desmanchar e eu fui tomada por um sentimento de profunda empatia e compaixão, profunda, por aquele homem. Eu só sentia a dor dele. Em um momento, escutando-o, eu começo a me conectar de forma muito ampla com o desespero e a dor de quem agride, de diversas outras pessoas, através das quais podemos ver a mão que dá vazão a essa violência, presente dentro e fora de todos nós, presente em todas as famílias, e começo a ter uma percepção ampliada de todos os agressores, e de alguma maneira difusa eu entendo que vítimas e agressores estão aprisionados num mesmo grilhão de desamor, de perdição, de desespero e dor. E aquela experiência me modificou para sempre.

A partir desse estado, onde provavelmente eu o enxerguei pela primeira vez, comecei a sentir compaixão por todos os homens que davam vazão à violência, que se colocavam nesse lugar de exclusão, agressão e solidão. E eu, naquele momento, ainda uma jovem terapeuta em formação, senti de forma muito contundente que era possível ir além do lugar comum do julgamento, para nos conectar com o movimento da alma das pessoas, que mora muito além daquilo que elas fazem – e, provavelmente, repetem. É importante dizer que de maneira nenhuma estou afirmando que não devemos trabalhar e denunciar a violência, seja ela qual for, e acolher e cuidar amorosamente das vítimas, criando espaços de restauração, cura e amor. Mas precisamos ir além.

Como julgar?

Cada homem violento está vinculado, de forma "invisível", a uma vítima, a uma situação violenta no seu sistema familiar, ou a experiências traumáticas dos seus antepassados. Cada vítima está ligada a um algoz de forma profunda, no nível da alma. Vinculada por laços (aparentemente) invisíveis a destinos anteriores, a movimentos que os possuem e que muitas vezes não poderão ser evitados apenas porque tomamos consciência deles. Não se trata mais de apenas buscar culpados! Quando estamos diante da dor humana, escancarada à nossa frente, já não somos capazes de julgar e acreditar que existe alguém "certo"e alguém "errado", quando todos estão sofrendo, nas duas polaridades, e quando sabemos que a violência que nos habita começou muito antes de nós. E quando sabemos que tudo isso movimenta as nossas almas: o amor e a dor. Tudo empurra as nossas almas em direções incompreendidas por nós: para a luz ou para a violência.

A experiência que eu narrei anteriormente foi uma das primeiras, porque eu ainda estava na faculdade de psicologia. Mas no meu livro anterior, *Corpo: prazer, dor e luz*, eu narrei a minha experiência com os jovens detentos na então Fundação Casa (antiga Febem). Quando li as fichas daqueles meninos, vítimas, eles também, de tamanha violência, abandono e vulnerabilidade, eu não mais me senti diante de "menores infratores", mas sim de meninos cujas vidas tomaram o curso da dura espada de dor, de quem fere porque ferido foi, de quem abusa porque abusado foi, de seres humanos cambaleando na vida e ainda tão jovens relacionando-se com a estrada sombria do submundo do crime e do desamor. E eu nunca mais esquecerei o contato com o desejo nos olhos daqueles, ali dentro, que desejavam ardentemente ir além, sair daquela situação, e fazer diferente.

Olhando para as pessoas, a minha questão sempre foi: como podemos ajudar em uma situação como essa? Qual é a saída que contempla a todos e nos faz ir além da divisão entre vítimas e algozes? Como cuidamos de ambos os lados? Como podemos, a cada dia, dar um passo a mais no acolhimento de quem sofre como vítima e de quem sofre como agente da violência? Como construiremos uma sociedade mais livre desses dramas transgeracionais que se repetem, como se fossem uma predestinação ou condenação? O que de fato nos torna livres?

Nossa tarefa é árdua. Cuidar de todos. Porque há algo em nós e no plano social que prefere sempre acreditar que tem um culpado, que temos "dois lados", que podemos responsabilizar (apenas) alguém. Somos todos responsáveis, tudo me toca e me diz respeito.

6

A aplicação do olhar sistêmico ao trabalho com mulheres

A vida vem até nós passando primeiro pela mãe.
Assim como aceitamos a mãe, aceitamos nossa vida.
Seja o que for que tenhamos a criticar em nossa mãe,
temos também a criticar em nossa vida.
Quem se afasta da própria mãe, afasta-se da vida.
Por isso, o primeiro êxito da vida se dá em
nosso relacionamento com a nossa mãe.

Bert Hellinger

A cura da relação com a mãe: mergulhando em nossa identidade

Todos nós, seres humanos, caminhamos sempre na direção dos nossos pais. Esse movimento se inicia com a nossa mãe, que é com quem vivenciamos a nossa primeira experiência amorosa, desde nossa vida intrauterina. Somos mamíferos e precisamos ser olhados, acarinhados, tocados, aconchegados, agasalhados, precisamos ser nutridos, cuidados e atendidos em todas as nossas necessidades.

Precisamos de muitos estímulos e muitos, muitos cuidados para sobreviver. Nossa fragilidade emocional é similar à nossa fragilidade biológica ao nascer. Construímos a nossa identidade nessa teia psicológica e afetiva. Até aquilo que nós pensamos que somos, aquilo que acreditamos sobre nós mesmas é fruto do olhar e da narrativa dos nossos pais, daquilo que eles (especialmente a nossa mãe) iluminaram em nós, da forma como nos viam e se relacionaram conosco.

Tudo é coletivo na nossa alma, e isso vai se amplificando quando compreendemos que somos os nossos pais, somos fruto desse tronco, dessa grande árvore. Essa árvore vive e respira *em cada uma de nós*. É somente a partir desse lugar que podemos *ser no mundo*, que olhamos para o mundo, que nos relacionamos com o mundo. Quanto mais nos reconciliamos com esse lugar de origem, mais nos habitamos; quanto mais revisitamos esse lugar, mais reconhecemos nossas potências, mais percebemos nossos recursos, nossas limitações e nossos desafios.

Precisamos dos nossos pais e, fundamentalmente, da nossa mãe: física, visceral, biológica, emocional e espiritualmente... todo o caminho biológico do fluxo da vida é esse impulso de ir para a mamãe (e para o pai). Outro dia assisti a um vídeo dos primeiros passos que a minha filha Ananda deu. Eu a vi com os bracinhos abertos, os passinhos ainda titubeantes, e um grande sorriso nos lábios e nos olhos, vindo para mim... Fiquei muito emocionada, pois esse elo é extremamente forte.

Todo impulso da criança é de confiança, de ir para a mamãe. A criança vai em um movimento genuíno de entrega, acreditando que a mamãe também estará de braços abertos, que irá recebê-la e que vai dar conta. Porém, na nossa vida, nem sempre é assim.

Movimento interrompido em direção à mãe

É extremamente traumático para uma criança pequena, de menos de 5 anos, ser separada da mãe. Seja pela mãe ter ficado doente e passado dias internada, porque precisou viajar; talvez a criança tenha ficado aos cuidados de outra pessoa porque algo levou a mãe para longe. Essa separação física impede o movimento natural e necessário da criança em direção à mãe.

As consequências podem ser sentidas por toda uma vida, e especialmente nos relacionamentos amorosos. O afastamento físico precoce da mãe gera tamanha dor na criança que ela sente raiva, sente-se desamparada, sozinha e até desesperada. O efeito é que a criança, muitas vezes, desiste de ir, retrai-se e decide internamente se afastar da mãe. Algumas vezes, quando a mãe retorna, a criança rejeita a mãe. É um movimento de entrar no vazio, de ruptura e muita, muita dor.

Na vida adulta, essa pessoa terá dificuldades de procurar o outro. Em vez disso vai esperar que o outro a procure e tenderá a rejeitá-lo de diversas maneiras. Algumas vezes, isso poderá se manifestar até mesmo na relação com seus filhos. Ela também poderá ter dificuldades de ficar em uma relação amorosa, de confiar que receberá tudo o que necessita emocionalmente, ou ainda, apresentar dificuldades de contato, de toques físicos, de proximidade afetiva.

Ouvindo tantas mulheres, olho sempre para o núcleo da relação delas com o *ser mulher* em si mesmas (o que não está necessariamente vinculado à orientação sexual), que deriva da própria observação, vivência e relacionamento íntimo com a mãe, na maioria das vezes. Aqui, o trabalho interno necessário é curar a dimensão infantil da criança que ficou presa nessa dor. As constelações permitem que, passo a passo, a pessoa consiga ir de novo caminhando para a mãe. Mas isso exige que ela retorne a esse *lugar de dor* e, através das constelações, recupere esse movimento interrompido para chegar até o amor, para decidir voltar para a mãe.

Quando uma mulher critica a própria mãe de forma profunda e silenciosa (ou não), sente que há algo difusamente ruim, que não é suficiente, que é doentio, ou que é fraco. Ela ainda pode se sentir impelida a pagar uma conta sendo mais correta, sendo melhor, sendo perfeita e dizendo para todos ao seu redor o tempo todo: "Eu sou diferente dela". Esse é um movimento que traz dor e solidão, que desenraiza uma mulher e a afasta de um espaço profundo em sua alma.

A intimidade entre mãe e filha permite que a filha vislumbre um caminho pela vida e se sinta guiada pela mãe. Permite que a criança se sinta nutrida pelo fio invisível de amor que conecta sua alma à alma de sua mãe. Há uma força de abundância, de confiança na vida, de permissão para amar, de leveza e alegria que são oriundas dessa conexão amorosa.

Uma vez, li em um livro junguiano[18] a narração de um sonho sobre a busca da feminilidade perdida com a seguinte imagem: o retorno de uma filha para a mãe é simbolizado pela alegria em permitir que sua mãe lhe penteie os cabelos.

Há uma doçura e uma cumplicidade que se traduz em força, conexão, apoio, confiabilidade que são decisivas para um sentimento de paz interna para as mulheres. Através dos Círculos de Mulheres terapêuticos descobri, muito cedo, que o que devolveria essa paz à alma delas e permitiria um enraizamento na própria força feminina passava necessariamente pela cura e transformação da relação com a mãe, sem importar o que houve na história de vida das duas.

Para acessar a meditação sistêmica "Conexão com a Força da Mãe" aponte o celular para o QR Code ao lado.

18 ZWEIG, C. **Mulher**: em busca da feminilidade perdida. São Paulo: Editora Gente, 1994.

Incluindo muitas mãos femininas que costuraram a nossa alma

Eu estava no meu consultório aguardando um casal que tinha um sério desentendimento e chegaram separados, cada um no seu carro, cada um com as suas verdades, cada um com a sua dor. A mulher chegou primeiro e me pediu para aguardar o marido. Falou com ele ao telefone, tensa, diversas vezes. Esperamos.

Quando o marido chegou e a sessão começou, a queixa central dele era: o relacionamento dela com a mãe. Ele me disse: "Anna, o problema entre nós é que ela é muito influenciada pela mãe". Ele tinha críticas muito severas à sogra, com quem não falava há mais de um ano. Eu disse a ele: "Sabe, no meu trabalho com mulheres, descobri cedo que toda mulher é altamente influenciada pela mãe, mesmo e especialmente quando ela nega essa ligação, quando algo entre elas ficou ferido ou interrompido. A mãe ocupa um lugar central na alma de cada um de nós, e ainda mais forte no caso das filhas".

Não há como amar e construir uma relação forte e respeitosa com uma mulher (ou com um homem) quando não há respeito por sua origem, por um pedaço tão significativo de sua alma: quando não se respeita a mãe. Quando isso acontece, um pedaço importante da alma do cônjuge está sendo criticado e fica do lado de fora do casamento. Nenhuma pessoa permanece inteira aí, mesmo que também ela esteja nesse movimento de crítica e recusa.

Quando em um casal, no fundo da alma, secretamente, um dos dois se sente melhor ou superior ao outro, à família dele, a igualdade tão necessária é rompida, e pode-se iniciar um processo de imposições, agressões e exclusões que afetam gravemente a qualidade da convivência dos dois.

Se a mãe tem, de fato, algum comprometimento mental, alguma patologia emocional grave, algum desvio que causa danos emocionais (ou outros tipos de danos e prejuízos) aos filhos, é preciso encontrar um lugar para a dor da mãe, para a doença da mãe, no próprio coração. Só assim será possível atravessar tudo isso e reencontrar-se com ela, tomando-a exatamente como é, e tomando o amor do jeito que veio, do jeito que foi possível para ela.

Para algumas mães não foi possível ficar: tudo o que elas puderam fazer foi levar a vida adiante e entregá-la. E este é o grande presente: a própria vida. Outras mães morreram de forma trágica, acidental, precoce, simplesmente morreram quando nós (e especialmente a criança em nós) ainda precisávamos delas. Em todas essas situações, precisamos caminhar dentro de nós na direção de *tomar o destino da mãe:* sair do lugar de abandono, orfandade, para nos conectar com a vida antes, durante e depois da morte, com a força soberana que atravessou muitas gerações e chegou até nós exatamente através dessa mãe. Assim, nós nos abrimos, ao mesmo tempo e de forma paradoxal, para dizer "sim" ao destino da mãe, para receber dela tudo o que foi possível, e nos conectamos com a nossa própria força, origem e vida.

Mas a grande maioria das mães pôde nos entregar muito mais e, com a própria doação do corpo, do seio, das noites, do alimento, do colo, do apoio seguro, das orientações, do cuidado, da educação e de tantas coisas mais, nos ensinaram a servir. Honrar e agradecer tudo isso é fazer algo bonito com a nossa vida. Nunca conseguiremos retribuir tudo o que uma mãe nos dá ao longo e além da própria força profunda, sagrada e essencial, que é a vida.

Precisamos nos lembrar de que quando habitamos o útero, já estamos compartilhando o destino dela, o destino de nossos avós e todo o sistema da nossa mãe: tudo o que ela recebeu, tudo o que lhe faltou... tudo isso nos concerne, tudo nos constitui de forma profunda e inconsciente.

E a mãe da nossa mãe? Gosto sempre de dizer para as mulheres que, biologicamente, o óvulo da nossa mãe, que foi fecundado pelo nosso pai e nos gerou, habitou o útero da nossa avó materna.

As mulheres de nossa linhagem feminina são conectadas com a nossa alma, e a nossa alma com a delas. Por lealdade sistêmica, muitas mulheres estão carregando dores dos destinos de outras mulheres que as antecederam: com elas aprendemos (desde o tempo em que a nossa consciência biológica começou a registrar) a ser quem somos.

Quando o útero chora a dor do feminino ferido: o campo de dor transgeracional das mulheres

Nosso útero é um centro energético e é também a fonte de nossas energias femininas. É através dele que nos ligamos à nossa mãe, às nossas avós e a todas as mulheres da nossa linhagem feminina. O ciclo uterino, com suas nuances e suas vibrantes energias, influencia quem somos a cada momento: nossas emoções, nosso pensar, nossa postura, nossa relação com a nossa feminilidade.

Em nosso útero reside um pacote de memórias: a mulher que somos, com todas as experiências biográficas de amor e dor, e também a conexão com a nossa mãe e as memórias de como as mulheres da nossa linhagem vivenciaram suas conexões com o corpo, com a sexualidade, com o "ser mulher", com o feminino profundo. Muitas das nossas dores não puderam ser expressas. Muitas mulheres antes de nós não puderam expressar as próprias dores, paixões, intensidade, fogo, desgosto, exclusão, sofrimentos, voz.

Nosso útero chora nossas dores. Quando o feminino está excluído em um sistema, ou vem sendo vivenciado por várias gerações como um grande sofrimento, muitas mulheres negam a sua natureza feminina. Na experiência delas, ser mulher se tornou sinônimo de dor e sofrimento. Por isso, acabam rejeitando o próprio corpo, combatendo a menstruação e vivenciando muitos distúrbios hormonais, emocionais, psicológicos que se manifestam através de doenças uterinas, ovarianas, ginecológicas.

Acompanhei muitas mulheres com doenças ginecológicas que se arrastavam a vida toda, para as quais a menstruação, por exemplo, era sempre acompanhada de muita dor, distúrbios e problemas físicos dolorosos. Outras tantas preferiam tomar hormônios de forma ininterrupta para não ter que menstruar. Algumas que confiavam mais nos homens, em todas as esferas da vida, pois, sem perceber, estavam sempre em conflito com as outras mulheres, reclamando que elas são complicadas, trabalhosas, competitivas, tóxicas, ou mulheres **brigadas com o próprio feminino**.

Uma vez que a nossa identidade feminina se ancora em nosso corpo, no centro dessa identidade está a relação com a nossa sexualidade, através do grande centro de energia vital que é o nosso útero. Mesmo para as mulheres que não têm mais um útero (porque adoeceram e precisaram retirá-lo de forma cirúrgica) ou aquelas que já não têm um ciclo menstrual, que já atravessaram o portal da menopausa, o centro energético do útero permanece vivo, com toda sua memória e força. E permanece sendo o caminho privilegiado para a reconexão de qualquer mulher consigo mesma, com a própria força, singularidade, especialmente quando se alinha à própria origem, *toma* a mãe e as mulheres da família como as personagens intrínsecas da construção da sua identidade feminina.

Hoje, no Brasil e no mundo, crescem cada vez mais os movimentos da ginecologia natural, da ginecologia emocional, entre outros trabalhos de resgate do feminino. Todos esses movimentos oferecem um belo caminho de reconexão das mulheres com a própria natureza profunda através de um olhar cuidadoso para a menstruação, e da cura consciente e transformadora das dores da alma feminina, que estão sendo somatizadas e manifestadas nas doenças ginecológicas que elas sofrem.

A proposta é que as próprias mulheres aprendam por si mesmas a capacidade de fazer uma leitura consciente do próprio corpo e sintomas, das próprias emoções, disfunções, dores da alma, doenças do feminino ferido. E nessa busca, nesse reconhecimento da própria história, necessariamente chegarão a padrões de comportamentos repetitivos, emocionais, sexuais, físicos, psicológicos que estão nas raízes ocultas da identidade feminina de cada uma e que remetem às suas ancestrais.

A menina e a mãe

Em nossa condição de filhos, somos levados, ao longo da vida, a ter uma imagem idealizada de nossos pais. Aqui quero olhar especialmente para a relação entre a mãe e a filha, que é tão íntima, profunda e definidora – do ponto de vista das escolhas que a menina fará vida afora e também do filtro de identidade que a mãe oferece, sendo quem ela é, tendo suas crenças, agindo, sentindo e pensando como pensa. A menina (assim como os meninos) permanece por anos imersa no campo da mãe. E tudo o que a mãe pensa e acredita sobre si mesma, sobre seu corpo, sobre o mundo, sobre sua sexualidade e tudo o mais serão marcadores para a maneira como a menina olhará para essas mesmas esferas da vida.

A menina tenderá a olhar para o próprio amor pela mãe tendo dificuldades, muitas vezes, de enxergar o amor da mãe quando ela passa por dificuldades, quando está vivendo algum sofrimento ou transtorno, quando sua forma de amar está fora do ideal de mãe disponível e cuidadora que a sociedade nos oferece.

Aqui começa o grande desafio para todas as meninas que se tornarão, também, mulheres e mães: enxergar a mulher *dentro* da mãe, com suas luzes e sombras, com defeitos, humanizada, e mesmo assim, perceber que há amor nessa relação quase que em sua totalidade (com raríssimas exceções). Porém, há um *amor possível,* um *amor humano,* vindo de uma *mãe real,* que está na vida enfrentando inúmeros desafios, que tem suas pendências emocionais, que atravessa suas dores.

Enxergar nossa mãe de forma humanizada, abrir mão do ideal de mãe, significa olhar para o amor que ela nos oferece e tomá-lo da forma como vem, o amor possível, fazendo um movimento na direção da nossa mãe. Assim conseguimos, já adultas, a nos voltar para ela, enxergar e receber o que ela tem para nos oferecer.

Quando não conseguimos nos *voltar* para a nossa mãe é porque ainda acreditamos que aquilo que ela nos deu não foi o bastante, ou porque ainda a julgamos de forma severa pelas próprias escolhas, pelo que fez, pelo que suportou demais – ou pelo que não foi capaz de suportar –, por sua doença, ausência, fragilidade, ousadia, pelo seu comportamento moral, pelos seus vícios, por sua dureza ou seja lá por quê.

Isso nos impede de estar no nosso lugar de filhas! Este é o único lugar, de fato, onde podemos estar: como filhas da nossa mãe! O movimento de **rejeição e negação da mãe real** nos empurra pela vida com um buraco, um sentimento de que nos falta algo, de crianças órfãs, abandonadas ou ainda com um desejo sutil de estar sempre precisando ser cuidadas. Como filhinhas do mundo: do marido, da esposa, do/a companheiro/a e de tantas outras mulheres.

Outras vezes, alternaremos nosso lugar, ora sendo *filhinhas*, ora sendo *mamães* e, especialmente nos relacionamentos amorosos, buscaremos o amor e o cuidado maternal dentro do homem ou da mulher que amamos.

Escutei muitas e muitas mulheres que buscavam e até exigiam do marido formas de cuidado, paciência e atenção que só uma mãe pode dar. A ruptura disfuncional, que nos impede de ser filhas ao dizer internamente para a nossa mãe "Você não é certa, não é suficientemente boa para mim" apresenta suas consequências quando estamos dispostas a amar e ser amadas; ficamos fadadas a amar como meninas e a cuidar como mães.

Nessas condições, vi muitas vezes mulheres atraídas por homens que também tem severas restrições e uma clara ruptura com o pai. Por sua vez, ele nos trará, em sua dinâmica complementar, o filho para ser cuidado e o pai para cuidar de nós; dessa forma, vamos alternando nossos papéis e o jogo psicológico necessário à nossa alma. Casamentos assim, seja entre pessoas do mesmo gênero (nos quais isso é bastante comum), seja entre pessoas de gêneros opostos, costumam durar muito. São funcionais para ambos dentro daquilo que é possível *tomar* em uma relação de amor. Quando não somos filhas, vivemos como se não tivéssemos mães (ou somos a própria "mãe da mãe") e precisamos encontrar essa relação adotiva dentro do nosso relacionamento amoroso. O mesmo vale para o filho distanciado do pai.

Onde está a mulher?

Para que nos reconectemos com a nossa força feminina, com a mulher dentro de nós, precisamos olhar para a nossa mãe, atravessar tudo o que houve, tomar a mãe para tomar a vida e nos tornar adultas. Depois que voltamos lá na nossa origem e nos permitimos ser filhas, nossa alma infantil se nutre no único lugar onde de fato estamos adequadas como crianças, como pequenas, depois estamos prontas para crescer, livres para nos tornar adultas saudáveis.

Para isso, é necessário **concordar** com a mãe que tivemos, ou seja, olhar para a falta que a nossa criança vivenciou, e assim verdadeiramente assumir o destino da mãe como parte do nosso. Esteja ela viva hoje, ou implique isso em concordar também com sua morte. Quando olhamos para a nossa mãe, vemos nela a mãe dela e tomamos consciência de que a nossa menina, muito cedo, sentia exatamente o que houve entre elas: seja amor ou dor, tenha sido nos contado ou guardado como um grande segredo fruto de uma ruptura, envolvendo abandono e acontecimentos trágicos, ou estejam elas ainda conectadas. O que houve entre a nossa mãe e a nossa avó materna nos afetou a alma de forma determinante.

Pode ser que até tenhamos estado entre elas: pode ser que tenhamos crescido na vida fazendo morada como "filhas da avó", ou protegendo a nossa mãe das mazelas e dores que ela viveu, como "mãe da mãe", ou estejamos ainda ao lado dela, no lugar vazio deixado por algum antigo amor, pelo ex-marido, por um/a possível companheiro/a para quem ela não se abriu pelos mais diferentes motivos.

A forma como a nossa avó e a nossa mãe se conectaram ou se distanciaram na vida imprime uma marca em nossa alma feminina. E vamos muito além delas, pois sentimos a relação da nossa mãe com a mãe do nosso pai e as mulheres da família dele: houve processos de profunda guerra e rejeição ou houve amor e adoção? Sentimos também a voz, a força e a presença das avós. São tantas as avós que não tiveram escolhas, as avós que puderam ficar nos seus lugares e foram felizes, aquelas que estiveram em guerra com os homens, as que lutaram e as que se calaram. As que amaram, se entregaram, nutriram seus filhos, as que se sentiram ressecadas dentro da alma e à margem do amor e da vida.

Tantos destinos. Tantas mulheres.

Quando voltamos para o nosso lugar de filhas, curvando-nos à mãe que nos deu a vida, reconhecemos essa ordem que serve ao amor e que o contém, permitindo que ele se faça fluxo. No fluxo desse amor, os nós e as rupturas são reparados. Assim, em vez de repetir destinos dolorosos, compensando as mulheres que não puderam receber, que não foram amadas, que precisaram se defender, ocorre um equilíbrio. E os fatos ocorridos podem ficar no passado, e nós podemos pedir a todas elas que nos abençoem, encontrando uma forma nova, única e nossa de sermos mulheres.

E as avós nos abençoam.

E as mulheres nos liberam.

E nós liberamos mágoas, queixas, críticas e exigências.

E a nossa criança foi nutrida porque encontrou seu caminho de volta para a mãe. Ali ela fica bem e não mais nos possui, não nos comanda, não nos detém. Nós nos tornamos adultas, livres, criativas, sexuais, enraizadas, espontâneas, alegres, confiantes. Somos capazes da entrega. Tomamos a vida que veio exatamente das mulheres, doadoras da vida, do jeito que elas foram. E assim nos sentimos apoiadas, e vinculadas no amor a todas essas mulheres: nós as carregamos dentro de nós, e a força delas nos impulsiona a seguir adiante.

Agora podemos receber. Podemos amar. Podemos receber o amor e ser amadas. A mulher surge com toda a sua beleza, força e vigor. Equilibrando e podendo receber e ser cuidada.

Feminino fecundo

Atrevo-me a olhar para trás
nos olhos da minha menina...
exatamente lá onde, um dia, ela se escondeu de mim.
Lá existe amor e dor.
Entre nós - a mulher e a menina - há um longo caminhar:
regar sementes e cuidar da vida.
Olho para ela e para o horizonte: para o que não pôde ser.
Impossibilidades e ausências caídas pelo chão, como folhas secas de outono.
Caiu a chuva.
Lavei minha alma.
Todo o meu corpo sentiu a chuva escorrendo e resgatando o amor e o sonho.
Toquei minha própria alma com a voz doce que só as avós possuem.
Tornei-me, finalmente, mulher.
Peguei a menina no colo e lhe disse: "Não tenhas medo! Estou aqui!".
Carreguei-a comigo, num riso solto a iluminar meu rosto.
Dançamos juntas.
Juntas seguimos.
Depois de mais uma curva longa no caminho, depois de me tornar mãe,
uma primavera de cores pintou de colorido o céu da existência.
Novas mãos chegaram para acompanhar suavemente as minhas.
Novo amor, novo florescer, novas possibilidades.
Sinto, nos meus cabelos, mãos experientes e um ar quente e doce:
é a benção das avós, em festa, em círculo, ao meu redor.
Permissão.
Janela que se abre para um futuro grávido de promessas derramadas,
do que há de ser.
Presentes na inocência doce do olhar da minha filha.

Ilhabela, SP, primavera, setembro de 2020.

É menino?

Durante anos, nos Círculos de Mulheres terapêuticos, escutei diferentes versões para a mesma história, especialmente narrada por mulheres com mais de 30 e 40 anos, que viveram nos ventres de suas mães em um tempo em que as ultrassonografias não eram tão disponíveis e era comum que o casal, muitas vezes, só ficasse sabendo o sexo do bebê na hora do nascimento, mas não somente por essas mulheres. Versões mais modernas e atualizadas do desejo pelo filho homem continuam sendo narradas.

A história biográfica que se repetia era: "Meu pai queria um menino"; "Minha família esperava um menino"; "Eles fizeram um quartinho todo azul e, na hora do nascimento, ficaram muito decepcionados quando souberam que eu era uma menina"; "Minha mãe se sentiu meio incapaz de *dar um filho homem ao meu pai*"; "Minha mãe não conseguiu se conectar a mim de início porque havia uma pressão para um filho homem"; entre outras variações.

São muitas as lealdades sistêmicas pelas quais uma família precisa ou deseja muito um filho homem. Uma mulher vem, muitas vezes, de gerações de mulheres que sofreram muito nas mãos masculinas (por dominação, violências, exclusão etc.) até que uma delas decide, em alguma geração: "Do meu ventre não nascerá mais nenhuma mulher sofredora", e de fato pode ter oito, nove filhos e nenhuma mulher. Em outras vezes, o feminino está excluído daquele sistema, ocupa um lugar de menos valia, e ter um homem tem uma importância, agrega valor aos membros do sistema, e assim por diante.

Sejam quais forem os fatos ocorridos que geraram desequilíbrios na ordem, no dar e receber, que geraram exclusões, precisamos honrar esse feminino. Honrar a linhagem feminina desse sistema, honrar o feminino ferido transgeracional e, com muito respeito ao destino de todos, abrir espaço e abençoar as mulheres.

Foi assim que, muito antes de conhecer as constelações familiares, comecei a fazer com as mulheres dos círculos terapêuticos uma vivência sistêmica que tinha tanto impacto sobre muitas delas que as deixava aos prantos, apaziguando os corações e dando a todas elas o seu lugar de direito, de serem iguais, de pertencer e de serem honradas.

Caso você seja uma facilitadora de círculos femininos ou caso tenha, na alma, a necessidade de receber esta benção, receba por favor a transcrição desta vivência como um presente que ganhei, que vivenciei, com centenas de mulheres entre lágrimas e alívios profundos em nossa alma.

A benção do feminino (vivência sistêmica)

PREPARAÇÃO: As mulheres se colocam em duplas, frente a frente. Elas definem, entre si, quem primeiro vai receber e quem primeiro vai abençoar. Quem vai abençoar fica em uma postura de doação e de representante das mulheres do próprio sistema e do mundo. Quem vai receber respira fundo, relaxa, fecha os olhos, abre as mãos em uma postura de receptividade.

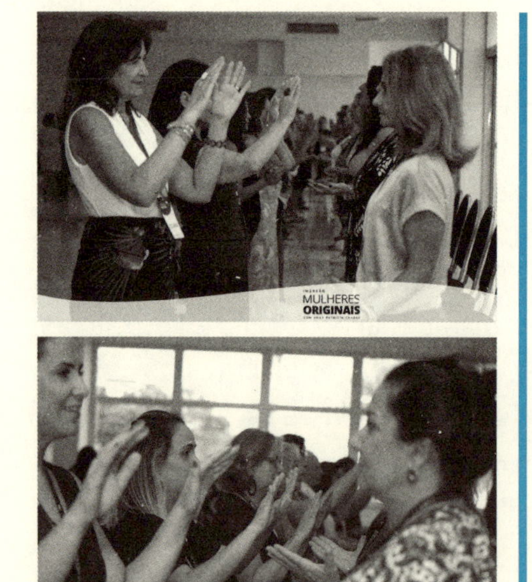

Benção do feminino realizada durante a Imersão Mulheres Originais.

Crédito: Instituto Ipê Amarelo

Peça para as mulheres se olharem nos olhos, totalmente conectadas pelo olhar e pelo coração. Faço essa motivação para elas se conectarem **antes** de iniciar.

A benção

"(Nome da mulher que vai receber), como mulher e em nome de todas as mulheres do meu sistema familiar e do seu e como representante do feminino, eu abençoo você.

Eu abençoo a menina que você foi, que veio ao mundo e trouxe a sua diferença. Eu abençoo os caminhos e descaminhos, a luz e a sombra, o amor e o desamor que foram parte do caminho e a trouxeram até aqui.

Eu, como representante do feminino, abençoo a mulher que você se tornou.

Que você se lembre sempre que a sua força não anula a sua doçura. E que a força de todas as mulheres do seu sistema está com você.

Eu me alegro com a sua chegada, honro a sua caminhada e abençoo a mulher que você é hoje. Você não está sozinha."

Termine com um longo abraço de acolhida e conexão entre as mulheres.

Use uma música bela e conectiva.

Para acessar a meditação sistêmica "A Cura do Feminino Transgeracional" aponte o celular para o QR Code ao lado.

Histórias das mulheres

A jovem mulher que afastava os homens e não sabia o porquê.

Era uma constelação familiar. Uma jovem mulher de uns 24 anos veio com a seguinte questão: "Não consigo me relacionar com os homens".

Eu perguntei: "O que acontece?".

Ela me respondeu: "Eu não sei, mas sempre me afasto deles. E da única vez em que não me afastei, ele se afastou. Queria saber o que acontece, quero poder mudar isso".

Coloquei um representante para *os homens* que se apresentaram diante dela na sua vida (ela era solteira) e uma representante para ela. Ele começou a suar e ficou muito tenso.

Perguntei ao representante: "O que houve? O que você está sentindo?", enquanto ele dava claros sinais de querer se afastar e a representante dela dava vários passos para trás, até se encostar na parede da sala.

O representante masculino me respondeu: "Estou com medo. Estou muito desconfortável e me sinto ameaçado".

Nesse exato momento, soubemos que se tratava de uma questão do passado sendo revivida, pois ela não o ameaçou. Coloquei atrás dela algumas mulheres, representantes das gerações femininas da família dela, a linhagem feminina que a antecedeu. Imediatamente se apresentou uma bisavó cujo destino havia sido excluído, e a representante da jovem mulher se sentiu fortemente conectada, puxada para ela.

Trouxe a representante da bisavó para a frente da representante da jovem, elas se olharam e se emocionaram profundamente. Então, pedi à representante da jovem que dissesse estas palavras:

"Por amor a você, carreguei esta dor. E a carreguei sozinha. Agora, vejo você! Você faz parte desta família. Eu honro o seu lugar.

Vejo a sua dor, e dou a ela um lugar no meu coração. Mas agora deixo com você o seu destino e peço que me olhe com carinho se, daqui em diante, eu fizer um pouco diferente de você. Permaneço pertencendo a esta família mesmo se eu puder amar e ser amada por um homem. Mesmo se eu não mais precisar afastá-los, feri-los ou fazer com que eles se afastem. Carrego comigo a força das mulheres desta família, e se eu for feliz ao lado de um homem, será também em homenagem a todas vocês."

Ambas se aliviaram, se abraçaram longamente. A permissão foi dada, a bisavó foi incluída e honrada, a bisneta foi liberada. A jovem expressou um largo sorriso e ficou muito confortada. A inclusão e a ordem do sistema familiar puderam ser restauradas.

Para acessar a meditação sistêmica "Conexão com a Linhagem Feminina" aponte o celular para o QR Code ao lado.

Eu quero alguém para amar

Como diz Joan Garriga, todo relacionamento amoroso é uma **dança** que nos faz crescer em nossa capacidade de amar. Mas essa dança começa antes mesmo do nosso nascimento. Amamos a partir das informações da nossa alma e da forma como os nossos pais e nossos antepassados viveram o amor: sentimentos de dor, abandono, exclusão, rejeição, bem como todas as conquistas, as habilidades e os aprendizados acerca do amor.

Uma mulher ama, na maior parte das vezes, sendo leal às dinâmicas das mulheres da sua linhagem feminina. E ela ama a partir desse feminino ferido, das memórias de não ter sido possível se expressar, não ter sido possível ter um/a companheiro/a ao seu lado, de não ter sido possível fazer as escolhas orientadas pela própria alma, por exemplo.

Uma relação amorosa acontece sempre entre adultos. Joan Garriga afirma que o apelo pela sexualidade é exatamente aquilo que nos impulsiona para crescer na vida, e que, sem o apelo da sexualidade, que nos joga para a busca do amor, talvez permanecêssemos presos ao idílio do amor pelos pais, em uma postura de crianças. Ao mesmo tempo, os fracassos amorosos, as dores de rejeição, o término de um relacionamento duradouro ou casamento nos causam uma dor imensa porque nos remetem às dores de rejeição e desamparo da nossa criança, da nossa infância.

Quando duas pessoas se unem, os sistemas se encontram e o padrão emocional do sistema de uma conecta-se ao padrão emocional do sistema da outra. Essa união pode ocorrer por semelhança, quando ambas viveram fatos iguais, ou por complementaridade, quando uma encontra o que falta no sistema da outra. Por exemplo, no sistema das duas pessoas, os homens nunca foram valorizados e respeitados, mas com as mulheres é diferente. Elas são fortes, empoderadas e, por causa disso, quando os dois sistemas se encontram, existe uma ressonância nas ligações dos padrões emocionais e das necessidades de ambas as almas, que se juntam, atraindo-as profundamente.

Existem várias histórias familiares e aprendizados de alma que unem as pessoas, esse é um mistério que vai muito além daquilo que se vê e que ocorre, de forma ainda mais profunda, quando dessa união nasce um filho. Há algo muito maior que envolve esse casal e faz com que a mulher, de alguma maneira, se sinta atraída por algo que falta no sistema do marido ou companheiro, algo que ela precisa aprender ou que lhe é muito familiar. São aspectos muito diferentes e aparentemente muito opostos, mas que, na dinâmica, são exatamente aquilo que eles precisam aprender e experimentar. Todos nós somos frutos dessa complementaridade e é assim que a vida é transmitida, de geração em geração, até chegar a nós. Imagine quantas pessoas tiveram que existir, se conhecer e lidar com todas as suas diferenças para que nós ganhássemos a vida.

Se você já viveu uma relação amorosa, sabe o quanto isso é desafiador. Aprender a amar melhor é algo de que todo ser humano precisa, e isso varia de tempos em tempos. Sabemos que existem relações de casal que são relações de força, companheirismo, confiança e entrega, relações que nos inspiram, nos trazem alegria. São dois companheiros que estão ali, juntos para aquilo que a vida trouxer. Por outro lado, existem relações de casal que são um verdadeiro inferno, que as pessoas se agridem e estão, o tempo todo, se vinculando por um amor tóxico que as machuca. No entanto, naquele momento, é somente este o amor que eles são capazes de dar.

Certa vez, ouvi de um terapeuta: "se você quiser evoluir, entre em um relacionamento amoroso". Ele está certo, em nenhum outro momento as nossas máscaras caem e a nossa sombra emerge com tanta facilidade como diante de uma pessoa que amamos, basta você ficar um tempo junto com essa pessoa e as dificuldades começam a surgir. Mas a boa notícia é que, apesar das dores, é possível amar, é possível reconstruir a nossa capacidade amorosa e curar os relacionamentos.

Sabemos que investir em um relacionamento amoroso exige de nós muita energia, uma energia de pertencimento, de ajuste entre as duas pessoas, uma energia de entrega e força para confrontar a sombra que há em cada um. No mesmo sentido, terminar um relacionamento também exige uma grande carga energética do nosso coração e nos faz perceber que as relações cumprem ciclos. Estar em uma relação exige muita presença e investimento amoroso, e sair de uma relação exige muita coragem, enfrentamento da dor e força para reconstruir o nosso coração, que nos cura para amar de novo.

Ele/a não está disponível para mim

Percebo que aprender a amar tem muito mais a ver com *abrir-se ao outro* do que com nós mesmas: amar é abrir espaço na vida para a diferença e para aquilo que nos incomoda *no outro*. O amor é, em essência, alargar a nossa capacidade de empatia e escuta para sermos capazes de ampliar o nosso olhar. Assim, nosso parceiro não é apenas um ser individual; quando miramos todo o seu sistema, para além dele, podemos ver revelado aquilo que verdadeiramente nos conecta a ele. Ninguém escolhe alguém por acaso: as nossas escolhas são impulsionadas pelo movimento de aprendizado da nossa alma, para aquilo que nem sabemos que precisamos.

Tenho escutado o feminino ferido das mulheres e testemunhado o processo fecundo de muitas delas quando iniciam a reconciliação com as próprias origens. É um caminho profundo e curativo, de alargar o espaço interno e tomar de volta, em suas almas, os pedaços de suas histórias que provocaram dor e foram recusados ou negados. Este é um caminho de transformação, que exige delas olhar para o lugar de dor em que ficaram paralisadas. Mas, ao mesmo tempo, permite que algo seja perdoado, solto, liberado... e lhes dá novamente uma chance para o amor, para a reconstrução da confiança na experiência de amar e serem amadas, seja dentro de um antigo, seja se abrindo para um novo.

O processo de amar e construir uma vida comum, permitir que uma relação já existente morra e renasça ou, ainda mais difícil, a decisão de deixar um relacionamento para trás são os grandes aprendizados para a nossa alma. Somos convidadas a aprender a amar melhor e a estar mais disponíveis para enxergar as nossas próprias dinâmicas, que nos fazem criar conflitos ou que nos levam a um movimento de isolar, afastar ou rejeitar o outro. Uma relação amorosa, essencialmente, é uma troca em que damos e tomamos.

Um exemplo fácil e didático: uma mulher de um casal que constelei trazia uma queixa bastante comum, presente em muitos relacionamentos: "Ele não me escuta"; "ele não me enxerga"; "ele não está disponível"; "ele não está presente". Ela me contou que sofria porque a vida dentro do casamento estava muito difícil.

Iniciamos a constelação colocando representantes para os dois: para a mulher e para o seu marido. Quando coloquei uma representante para a mulher, ela virou de costas para o marido porque estava olhando para algo do seu próprio sistema familiar. Estava completamente tomada por uma questão anterior, e pudemos ver que ele estava com os pés bem fincados no chão, olhando para ela, super disponível, presente.

Às vezes, a pessoa fica chocada quando vê que, na verdade, não é o parceiro ou a parceira que não está disponível, mas ela mesma. Não é preciso dizer nada. A imagem revela os fios invisíveis de vínculos familiares que puxam a nossa alma e nos impedem de seguir adiante, de estar presente em nossa vida, de tomar o amor de um homem ou de uma mulher em uma relação, de enxergar um filho, de sermos produtivas no trabalho e no mundo... de seguir em frente.

Quando vamos representar o que houve lá atrás, o que está puxando a alma de uma pessoa, recriam-se cenas dolorosas: cenas de conflitos; uma imagem do pai que partiu, do filho que uma mulher perdeu (pelo qual ela sofre profundamente e, na sua dor, fica olhando para a morte, espiando uma culpa, e não está disponível para a vida); um filho que não consegue caminhar na direção do pai, que diante dele fica rígido, paralisado; entre tantas outras coisas.

Alguma coisa aconteceu ali, e essas cenas dizem respeito a lugares onde nós ficamos bloqueados em nossa história de vida. Ou as imagens trazem pessoas que foram excluídas do nosso sistema familiar. Esses movimentos de exclusão são fluxos de amor que estão bloqueados dentro de uma família. As imagens criadas dentro da constelação mostram aquilo que precisa ser completado, incluído, restaurado.

O casamento dos nossos pais

A relação entre os nossos pais é um modelo impresso em nossa alma: o casamento, o divórcio, o fato de nunca terem sido casados, se houve traição, se nossa mãe se sentia rejeitada, se algum deles mantinha um amor antigo e secreto no coração, se algum deles foi embora... O casamento é uma comunidade de destinos, e desde a nossa vida intrauterina estamos profundamente conectadas aos programas sistêmicos que regeram a relação dos nossos pais. Somos naturalmente leais a eles. Por isso, é tão comum escolhermos um/a parceiro/a que recria uma dinâmica semelhante, oposta ou complementar ao casamento dos nossos pais.

O que significa dizer que o casamento é uma comunidade de destinos? Como expliquei no primeiro capítulo, o nosso sistema familiar é uma comunidade de destinos entre pessoas que, geração após geração, encontram-se profundamente interligadas por um destino comum, por laços de consanguinidade, por um material genético que ainda foi pouco decifrado. De forma precisa, ainda desconhecemos o que conduz essa memória, geração após geração, mas temos uma amostragem avassaladora e incontestável, para qualquer pessoa leiga no assunto quando olhamos as repetições comportamentais de doenças e destinos que ocorrem dentro do âmbito de toda família.

A outra maneira através da qual se formam comunidades de destinos é pela força sexual que une as pessoas, cria vínculos e gera vida. O sexo na união homem-mulher, em todos os níveis (falarei das relações homoafetivas logo em seguida), e a consumação desse amor é sacralizada na visão sistêmica, porque é por ele que a vida é transmitida. Nessa consumação, os dois parceiros se colocam a serviço de levar a vida adiante. E essa visão considera que tudo o que antecede e que se coloca após esse encontro gira em torno desse centro, no qual homem e mulher sentem-se plenamente vivos.

Ao analisar os relacionamentos amorosos, veremos a tônica de nosso sistema familiar. O amor que recebemos de nossos pais é o relacionamento mais importante, cujas memórias e marcas são levadas para todos os âmbitos, inclusive os amorosos.

A relação amorosa é o lugar onde os parceiros se entregam, fazem um pacto, ainda que não verbal nem consciente, em que os dois assumem que vão cuidar um do outro e serão companheiros para a vida toda. É esse pacto que nos protege, pois ele recria as mesmas condições que estabelecemos com os nossos pais, e explica por que sermos rejeitados em um relacionamento amoroso toca em uma grande ferida de rejeição da nossa família de origem, e vice-versa.

Há ainda um outro ponto a ser considerado: para muitas de nós, conseguir unir os aspectos feminino e masculino dos nossos pais é uma tarefa árdua. Muitas vezes, estão separados na vida, ainda que morando na mesma casa; outras vezes, nunca se casaram, mesmo estando juntos há trinta, quarenta anos. Resta-nos lembrar, com presença e consciência, de que *dentro de nós, em nós,* eles estão unidos. E que é possível celebrar essas bodas, esse casamento, através de um movimento interno de *tomar* o amor dos dois e tomar a vida dos nossos pais da exata maneira como foi possível para eles e como foi dada a cada uma de nós.

Para acessar a meditação sistêmica "Reconciliação entre o Feminino e o Masculino" aponte o celular para o QR Code ao lado.

Relações homoafetivas e todas as outras formas de vínculo amoroso

Embora duas pessoas do mesmo sexo não possam conceber filhos, podem cuidar de crianças, fazer florescer a vida, servir às pessoas e servir à vida de tantas, múltiplas e belas maneiras. A força instintiva que une as pessoas em relações homoafetivas ou em outras diversas orientações sexuais é a mesma que une os casais heterossexuais. Assim como a vida e os papéis sociais antes determinados como femininos e masculinos vão se transformando completamente e saindo desse lugar estereotipado, as formas de relação se ajustam, a todo o tempo, aos impulsos de alma e às diversas orientações sexuais de cada um. Nossa liberdade se amplia enormemente, mesmo que a consciência coletiva ainda resista com preconceito e na defensiva.

Nas dinâmicas amorosas que se estabelecem, permanecem sempre as polaridades feminina e masculina, independentemente da orientação sexual e do gênero. Nossos vínculos amorosos e sexuais apontam para a nossa única e singular necessidade de pertencer, de amar e sermos amados.

Criatividade: a mulher selvagem

As questões da alma feminina não podem ser tratadas tentando esculpi-la de uma forma mais adequada a uma cultura inconsciente, nem é possível dobrá-la para que tenha um formato mais aceitável [...]. Na verdade a meta deve ser a recuperação e o resgate da bela forma psíquica natural da mulher.

Clarissa Pinkola Estés[19]

Eu estava na maternidade com minha filha recém-nascida, de apenas alguns dias de vida, que estava com icterícia. Muito amarelinha, tinha sido internada para fazer o conhecido banho de luz. Eu ficava no quarto o tempo todo, quase vinte e quatro horas por dia, junto com o pai dela, que era o meu marido. De repente, escutei um bebê chorando muito, muito, por um tempo prolongado, e meu coração de mãe que havia parido há pouco tempo, com os seios cheios de leite, me levou para o corredor sem pensar muito, atrás do som do choro do bebê. Era no quarto em frente.

Eu me aproximei devagar. A porta estava entreaberta. Falei: "Com licença!", e escutei uma voz feminina, fraquinha, de dentro do quarto dizendo: "Pode entrar!". Entrei e me apresentei como a mãe do quarto em frente, e ela falou: "Nossa! Pensei que era enfermeira! Você está tão bem...". Eu respondi: "É que eu tive parto normal" (e o bebê continuava chorando muito, muito, embrulhadinho, no bercinho móvel ao lado da cama da mãe).

Perguntei a ela: "Será que ele não quer mamar?". Ela respondeu que sim e explicou que não conseguia se mexer, pois havia saído

---

19 ESTÉS, C. P. **Mulheres que correm com os lobos**. 10. ed. Rio de Janeiro: Rocco, 2018.

há pouco tempo da cesárea e estava sozinha, já que o marido tinha ido para casa buscar roupas. Então eu perguntei: "Você quer que eu pegue seu filho e coloque no seu peito?". Ela me olhou nos olhos muito angustiada e respondeu: "Eu não sei amamentar e tenho medo".

Uma dor ganhou lugar dentro de mim. Então disse a ela que já havia ajudado muitas mulheres na maternidade em que fiz estágio (naquela época, ainda não era doula; pouco tempo depois, com minha filha ainda pequena, fiz uma formação de doula e trabalhei com muitas gestantes na preparação para o parto), que era psicóloga e que estava amamentando minha filhinha com muita facilidade, dando todas as credenciais possíveis para que ela se sentisse confiante comigo. Ela permitiu que eu pegasse o menininho, que não parou um segundo de pedir o leitinho dele. Peguei o bebê com cuidado e amor e levei até ela, que ficou parada, sem saber como segurá-lo. Não se sentia confiante para levantar suavemente a cabeça e não queria tentar.

Exatamente nesse momento, a enfermeira chegou e, pensando que eu fosse uma parente da mãe, me ignorou. Travou um diálogo com a mãe e decidiu levar o menino para tomar um "leitinho" (ou uma glicose, não sei ao certo) no posto de enfermagem e deixar a mãe descansar. Ela não auxiliou a mãe, não a encorajou, não proporcionou o contato, separou os dois ainda mais.

Voltei arrasada para o meu quarto e para a minha filhinha, a quem pegava a cada duas horas daquele bercinho aquecido e cheio de luzes para aninhá-la em meu colo, amamentá-la e cantar para ela, enquanto a observava se aconchegar no meu colo, com os olhinhos vendados.

Durante muitos e muitos dias, pensei sobre a morte do instinto nas mulheres, o medo, a angústia no olhar daquela mãe, o recuo, mesmo tendo leite no peito, o desencorajamento para se conectar com uma dimensão dentro dela que simplesmente *sabe*.

Quando a Clarissa Estés, autora do best-seller *Mulheres que correm com os lobos*, nos afirma que a mulher moderna quer "ser tudo para todos", conecto-me com a dimensão da "mulher tarefeira", que está sempre à mercê de realizar coisas, de ser uma *fazedora*, mas que se perde de si mesma. E eu me dou conta de quão alto é o preço que pagamos.

Outro dia, uma mulher me enviou uma mensagem privada no Instagram, e me perguntou: "Anna, quando você fala que nós mulheres precisamos 'voltar para casa', do que exatamente está falando? Pode me explicar?". O caminho de volta para a nossa própria casa, de voltar para nós mesmas e cultivar uma vida interior está muito longe de parecer necessário e óbvio para muitas mulheres. Quando falo isso, parece, para muitas delas, um enigma: algo que as atrai, mas ainda precisa ser revelado. Que caminho seria esse? Por onde começar? Onde encontrá-lo? Aonde nos levará?

Eu só conheço duas formas para uma mulher se reconectar com sua força selvagem, instintiva e profunda: reconectar-se com a natureza, e reconectar-se com o seu corpo – que é a *sua natureza*.

E o que seria a *mulher selvagem*? Ao contrário do que o imaginário pode propor, nada tem a ver com a ideia pejorativa de algo descontrolado, de uma mulher "fora de si mesma". Aponta para o sentido oposto: sutil, profunda e conectada com sua essência, sua alma natural, sua capacidade intuitiva e cheia de força, sem a qual a mulher (a *fêmea da espécie*) não daria conta de viver.

Eu já escutei dezenas de mulheres que me disseram, ou me escreveram, pedindo ajuda exatamente com essas palavras: "Estou perdida!". Por isso eu digo que voltar para casa é a forma de recuperar ou re-ensinar às mulheres sobre a própria vida interior, que deve ser nutrida para que elas possam vicejar outra vez, florescer, dar frutos, escutar a si mesmas, e por fim, fazer escolhas mais felizes e conectadas com a própria alma.

Eu me sinto parte de uma grande empreitada de resgate do feminino e das mulheres, como se dissesse gentilmente ao ouvido das (muitas) mulheres que atravessam o meu caminho: "Acorde, minha querida, deste sono profundo que a aliena de si mesma! Venha comigo, me dê a mão, vamos juntas sentir o gosto da chuva molhada de todas as florestas, bailar com a menina inocente que habita o nosso próprio coração, tão pura e ingênua, e despertar nossa natureza criativa, vibrante, intuitiva, bela, sensual e devocional. Venha! Vamos nos conectar com a vida de forma plena".

Vamos regar a nossa vida interior, fazê-la vicejar, para que não mais estejamos exaustas de viver relações estreitas em trabalhos mornos, em vidas cinzas, que a nossa alma claramente não suporta e nas quais não cabe.

O propósito e a alegria de servir, a festa e a celebração, a expansão e a dimensão da sábia dentro de nós, que é a nossa guia, só podem ser alcançados pela vibração das cordas do nosso próprio coração. Vamos tocar e cantar a canção da nossa alma, cuja essência é a ponte para a vida plena.

Para acessar a meditação sistêmica "Mulher Criativa e Alegria de Viver" aponte o celular para o QR Code ao lado.

Dinâmicas da maternidade

A maternidade é um portal e o parto, para cada mulher, é o repartir-se: quando se torna dois, quando dá à luz uma criança tão amada e esperada, quando se coloca a serviço da vida e corre o risco de morte para levá-la adiante. Toda mulher fala do seu próprio

Toda mulher
fala do seu
próprio lugar.

lugar. A forma como ela vive, sente, sofre, se surpreende, é capaz de entregar-se e de doar-se para a maternidade está, portanto, alicerçada às próprias experiências de ter sido, antes, uma filha, e ao tecido afetivo que se constituiu entre ela e sua mãe.

Na maternidade, um modelo de amor será negado, ocultado, excluído, causando seus efeitos e suas consequências, ou será honrado, nutrido e perpetuado, causando também os seus efeitos sobre os filhos e sobre todo o sistema. Uma mulher não está disponível ou indisponível para ser mãe porque quer ou não quer, ou ainda, apenas porque tem informações ou entendimento sobre a importância do seu papel de mãe.

Para sermos mães, para que sejamos livres para olhar para os nossos filhos e o nosso futuro, precisamos desistir de resolver questões do passado, precisamos abrir mão de pendências emocionais do nosso sistema familiar que ainda possam estar penduradas em nossa alma, e precisamos olhar para frente. São muitas as dinâmicas da maternidade, como abordo com minhas alunas, mas aqui gostaria de tratar alguns dos dramas mais presentes nas falas e nos sofrimentos das mulheres que escuto.

Abortos

Abortos representam um tabu entre as mulheres, e aquelas que pedem ajuda o fazem se sentindo muito julgadas. A solução sistêmica (aquela que é boa para todos) para esta dor envolve movimentos bastante profundos e importantes:

1. A criança abortada pertence ao sistema. Ela precisa ser vista, e o campo espiritual das constelações familiares demonstra que as crianças ficam em paz quando são enxergadas e quando lhes é devolvido o direito de pertencer.

2. Para os abortos provocados, a frase que leva até a criança a restituição ao seu direito e que assume a culpa que a mãe carrega é: "Naquele momento eu não enxerguei você. Eu decidi por mim, em detrimento da sua vida. Mas agora eu sou capaz de olhar e vejo você. Você faz parte, você é meu/minha filho/a, você tem um lugar no meu coração e na nossa família".
3. Contudo, é preciso soltar o equívoco de querer *desfazer* o que foi feito e se livrar da culpa imediatamente. A culpa também fez parte, e deve ser liberada aos poucos, à medida que for possível assumir a dor pelo filho abortado e dar a essa dor, com muito respeito, um lugar no coração. Carrega-se um enorme peso com o aborto, e existem consequências que precisam ser assumidas pela alma dos pais, para que não entre em um processo de expiação dessa culpa através de doenças, de seguir a criança na morte ou de não mais encontrar um parceiro para amar.
4. Algumas vezes, o relacionamento entre o casal se desfaz. Para muitos casais, já não é possível seguir juntos após um aborto. Junto com o filho, morre o relacionamento.
5. Os outros filhos vivos de um casal, ou de uma mãe, no caso de os terem, merecem saber da existência da outra criança de uma maneira que seja adequada para os pais (que seja definida por eles), inclusive para que assumam seu real lugar na ordem familiar. Por exemplo: se, antes de se casar, uma mulher fez um aborto, a criança que vem depois dele pode assumir o lugar de primeiro filho, mas na verdade precisa ir para o seu lugar de segundo, seu lugar real.
6. Abortos de relacionamentos anteriores têm efeitos também sobre o relacionamento atual.
7. É comum que muitas mulheres matem sua sexualidade após um aborto, sintam-se ligadas à criança no nível inconsciente da

alma, e não estejam mais inteiramente livres e disponíveis para seu/a companheiro/a e para seus filhos. Observa-se o mesmo comportamento em muitos casos de abortos espontâneos.

8. Poder, interiormente, carregar a criança ao colo, olhar para ela, dar-lhe um nome e um lugar durante uma constelação familiar mostra-se profundamente curativo. E isso se manifesta também curativo nos casos de abortos espontâneos.
9. Todas as crianças, nascidas ou não, pertencem ao sistema e precisam ser incluídas para o restabelecimento da ordem e do direito de pertencimento ao sistema familiar.

Não consigo engravidar

São muitas as dinâmicas sistêmicas que podem estar envolvidas na impossibilidade de um casal engravidar, mesmo quando biologicamente não existe nenhum impedimento para isso. Vou listar aqui algumas que são as mais comuns. As constelações familiares podem ajudar enormemente quando permitem soltar emaranhamentos com destinos de antepassados, restabelecer a ordem e permitir que o fluxo da vida retorne. Algumas das possíveis causas:

1. Uma antepassada morreu no parto, e a mulher traz no seu corpo a informação de sobrevivência: "Engravidar e dar à luz custa o preço da sua vida".
2. Crianças não nascidas e não incluídas, frutos de abortos ocorridos nas gerações anteriores (muitas vezes em mais de uma geração).
3. Um desequilíbrio grave entre o casal, ou uma dinâmica sistêmica de casal que não permite que a mulher confie que aquele

homem/parceiro possa ser pai para o seu filho, e o seu corpo não se sente seguro para engravidar.

4. Lealdades com homens ou mulheres de seu sistema que impeçam um casal de engravidar.

Essas são algumas das dinâmicas que já observei em constelações. Para cada caso é necessário entrar no campo e verificar a raiz oculta do que está acontecendo, com humildade, expondo-se à verdade do movimento de alma que se manifesta em cada família.

Olhando para a força dos filhos

Quanto mais difícil e pesada é a missão de exercer a maternidade, mais precisamos rever as críticas que temos à nossa mãe. Mulheres que se sentem sugadas pelos filhos, exaustas, ainda estão com a energia envolvida na relação que tem com a mãe ou com alguém do próprio sistema. Quanto mais perfeitas queremos ser, quanto mais exigentes estamos na vida, é muito provável que estejamos indisponíveis para nossos filhos, porque permanecemos olhando para trás, para a nossa rejeição secreta àquilo que recebemos, à forma como nossa mãe exerceu a maternidade.

Olhar para a força e a potência dos nossos filhos exige que possamos estar conectadas com a nossa própria força e que possamos reconhecer a força do pai deles. Assim, somos capazes de olhar para cada filho, concordando que a força que está presente e o guia, onde quer que ele esteja, é a mesma que me guia e guia o pai dele.

Fazer tudo pelos filhos é uma forma de incapacitá-los. Abrir espaço para que possam reconhecer e lidar com suas próprias questões, lembrando que não temos nem teremos domínio sobre o destino deles, e nos tornarmos desnecessárias (embora sempre disponíveis, para quando de fato precisarem de nós), é um movimento de saúde e força que os abençoa na vida.

É importante que nós, mães, permitamos que os filhos caminhem para o mundo paterno, respeitando seu destino e o de sua família e reconhecendo que eles precisam do amor do pai. Isso os libera para tomar plenamente sua força e caminhar seguros pelo mundo, expressando de forma válida e potente seu amor tanto por nós quanto pelo pai, sem importar o que tenha ocorrido entre o homem e a mulher.

Histórias das mulheres

Dalila

Dalila foi uma aluna que teve uma vivência muito especial durante a experiência sistêmica da "Cura do Útero" que aconteceu em uma das imersões que realizo.

Ela se conectou fortemente com a maior dor de sua vida. Quando era adolescente, engravidou de um namorado que, segundo ela, não tinha a menor condição de ser pai naquele momento, além de não ser aprovado pela família dela. A mãe, então, decidiu intervir e, junto com o namorado, optaram pelo aborto.

Ela, que era a mãe da criança, sentiu-se muito acuada, sem apoio e sem condições de se opor a essa decisão, sem conseguir dizer que, de fato, preferia ficar com o bebê e criá-lo do jeito que fosse possível. Sem poder expressar o seu real desejo, viveu aquele aborto acompanhada da mãe e do namorado como uma experiência traumática, de profunda dor, invasão e solidão.

A mágoa e a dor geradas pela experiência levaram-na para muito longe da própria mãe, além de romper imediatamente com o namorado e nunca conseguir perdoá-lo. Muitos anos depois, esse ex-namorado teve um câncer e quis vê-la, já à beira da morte, e mesmo nessa circunstância tão dramática ela se negou a ir visitá-lo.

Durante a vivência, criamos um campo amoroso de reconciliação. Escutando as dores do útero e as memórias de tudo o que viveu, ela entrou em conexão espiritual com o pai do seu filho – o antigo namorado – e sentiu por ele respeito, compreensão e perdão através da conexão com o filho que não nasceu. Quando abriu os olhos, ela contou sua história a todo o grupo e me disse: "Anna, eu senti fortemente o meu filho, era um menino, e ele me levou até o pai dele (chorando). E hoje, somente hoje, fui capaz de compreender que, naquela época, ele não conseguiu. Agora eu posso soltar e perdoar. Como estou leve e liberada de todo esse peso que carreguei".

Depois disso, Dalila estava visivelmente em autoabandono, e essa liberação desse "peso emocional" que carregava a fez voltar a se cuidar e emagrecer, e iniciou seu caminho profissional trabalhando com mulheres, capacitou-se, tornou-se consteladora familiar, e me impressionou muito ver como ela se transformou e se mostrava mais leve e mais feliz. Nunca sabemos o quão profundo as pessoas são capazes de ir quando acessam as memórias das próprias dores. E quando vejo histórias como esta (e vi muitas), sempre me comovo com a porta que se abre para que pesos emocionais sejam dissolvidos e verdadeiras curas sejam alcançadas em um campo de consciência expandida e amor.

Para acessar a meditação sistêmica "Meditação dos pais para os filhos" aponte o celular para o QR Code ao lado.

7

Podemos ir além!

A felicidade dá medo [...] Ela é sentida como perigosa, porque traz solidão. O mesmo se passa com a solução: é tida como perigosa, porque traz solução. No problema e na infelicidade temos companhia.

Bert Hellinger

Culpa: eu vejo a dor de vocês

Quando desejamos fazer diferente ou ir além, amando e sendo amadas, tendo sucesso profissional, ganhando dinheiro, tendo reconhecimento, podendo desfrutar da vida ou permanecendo casadas quando todos na família se separaram... quando estamos iniciando uma nova trilha, nosso pertencimento é ameaçado e assim nos sentimos culpados, com medo da exclusão familiar. A culpa nos puxa de volta para o padrão, para fazer parte, para pertencer. Para fazer diferente, é preciso enfrentar a culpa.

Quando buscamos uma experiência diferente que provavelmente ninguém antes de nós conseguiu viver, nos sentimos sozinhos e culpados. Sentimos o vínculo com os iguais sendo esgarçado.

Por favor, me olhem com carinho, se fizer diferente de vocês

Uma mulher de mais ou menos 50 anos me procurou porque havia terminado um casamento de mais de duas décadas, alguns anos antes. Ela reencontrara o grande amor da sua adolescência que, por capricho da vida, também estava divorciado. Eles retomaram o romance anterior, segundo as palavras dela "do mesmo lugar em que haviam parado", e isso envolvia uma grande paixão sexual que os unira na juventude. Porém, ela vinha de uma família cujos pais construíram um casamento afetivamente distantes: eles nunca se beijavam diante dos filhos, não se abraçavam, tinham bem pouco contato físico e sexo era um tema tão oculto que parecia inexistente. Ela sentia que há muitos anos seus pais não tinham nenhum tipo de relacionamento mais íntimo. Sendo assim, sentia-se muito mal e muito culpada pelo novo amor, por sua possibilidade de ser feliz, pelo prazer sexual que sentia, por tudo. Ela se sentia completamente errada e tinha muita vergonha do novo amor que (re)encontrara na vida. Como se amar e ter prazer, ao mesmo tempo, fosse muito errado.

Meu trabalho foi ajudá-la a olhar para toda a linhagem feminina dela, para todas as mulheres que não tiveram a chance de viver conjuntamente amor e sexo, afeto e cumplicidade, prazer e parceria. Olhar para elas sem culpa, sem medo de não pertencer, sem se sentir traindo as outras mulheres ou fazendo algo muito errado e, assim, receber essa *permissão* para fazer diferente, para ir um pouco além, para viver o amor e o prazer com mais leveza e com alegria. E foi lindo quando ela pôde se desvincular desse sentimento de culpa, integrar a dor daquelas mulheres – ao mesmo tempo, abrir mão de querer resolver ou de repetir aquele padrão para seguir em frente com leveza.

Como fazer diferente?

Uma constelação familiar dá voz àquilo que não pode ou não conseguiu ter voz. Podemos nos desprender de algumas dores e sofrimentos que carregamos há muito tempo e que nem sabemos que estamos carregando.

Muitas vezes, esses sofrimentos estão tão aderidos à nossa pele, àquilo que acreditamos que somos, à nossa própria identidade, que o simples fato de nos tornar conscientes dessa carga que carregamos, de ter a possibilidade de soltá-la e de nos curar pode ser muito ameaçador.

Quando as dores e as faltas tornam-se recursos

Uma vez, em uma entrevista na TV, me fizeram a seguinte pergunta: "O que o ser humano mais teme?". É curioso, mas na verdade o que mais nos dá medo é a felicidade, a plenitude, a expansão. O que mais nos traz culpa ou consciência pesada é ir além dos sofrimentos que a nossa família viveu. É poder ser felizes apesar (ou para além) dos nossos pais, irmãos e várias outras pessoas significativas que tanto amamos.

Nem sempre temos clareza sobre isso. Nem sempre compreendemos por que, em determinados momentos da vida – especialmente quando tudo parece ir tão bem, ou *poderia ir* tão bem –, agimos de forma sabotadora: procrastinamos, ficamos receosos, damos um passo para trás, abrimos mão de algo que nos era importante e caro, mandamos nosso/a parceiro/a embora (mesmo que de forma indireta) etc.

Pode parecer que é simples fazer diferente de todos da nossa família de origem. Mas somos leais a todos, somos leais aos valores familiares, àquilo que *na nossa família é considerado certo e errado.* O que significa dizer que não existe certo e errado fora da nossa necessidade profunda de pertencimento à nossa família.

Nossos valores morais, nossos critérios de escolhas, nosso olhar sobre nós mesmos, sobre os relacionamentos e sobre o mundo são fruto dos mesmos critérios e valores dos nossos pais e do nosso clã familiar.

Ou seja, todos nós estamos inseridos na consciência familiar. Nós *aprendemos com a nossa família,* desde a mais tenra idade, o que podemos e o que não podemos falar, como devemos lidar com dinheiro, o lugar que a sexualidade tem para essa família, como criar os nossos filhos, o que nos trará felicidade, qual a importância e o lugar dos homens e das mulheres – inclusive, aprendemos a competir e a permanecer em conflito quando ambos os sexos têm estado em guerra no nosso sistema familiar desde muitas gerações atrás. Quando agimos *de acordo* com todo esse manual familiar, nos sentimos bem, com a consciência leve, porque nos sentimos *pertencentes*. Porque assim concretizamos uma identidade coletiva e fortalecemos a nossa identidade pessoal: somos quem somos a partir da nossa história e do nosso lugar de origem.

Pertencer é vital. Precisamos nos sentir *parte*, precisamos desse reconhecimento amoroso e afetivo. E a forma que a consciência encontra para pertencer é *repetir* o mesmo padrão de comportamento nessa comunidade de destinos que é o nosso sistema familiar.

Vemos algumas pessoas que precisam mudar de cidade, mudar de país, ir para muito longe dos pais e de suas famílias de origem para conseguirem ser quem são, quando algo nas suas escolhas de vida confronta radicalmente os valores dos pais. Isso pode acontecer, por exemplo, com uma mulher que deseja viver sua sexualidade e ter um relacionamento homoafetivo ou com um homem que deseja romper com a religiosidade dos pais muito rígidos, entre tantas outras situações.

Quando precisamos ir além, quando precisamos *fazer diferente*, transformar os nossos padrões, necessariamente entramos em um conflito interno. Isso acontece se queremos ganhar mais dinheiro, quando nossos familiares sofreram e ainda lutam com dificuldades financeiras; romper com a religião dos pais quando eles são muito devotos ou até fanáticos; permanecer em um casamento feliz, quando todos os outros casais da família se divorciaram; ter reconhecimento profissional quando as mulheres da nossa linhagem nunca puderam sair de casa e ter autonomia para contribuir com o mundo.

Para fazer diferente precisamos enfrentar essa *consciência pesada*, esse incômodo, esse medo de sentir ameaçado o nosso direito ao pertencimento. Como podemos fazer isso?

Exercício sistêmico

Eu permaneço pertencendo, mesmo fazendo um pouco diferente

Sente-se com a coluna ereta em um local onde não vá ser interrompido/a.

Se preferir, coloque uma música calma de meditação, baixinha, ao fundo.

Diante de você, de olhos fechados, visualize os seus pais, e atrás deles muitas pessoas do sistema familiar de cada um: avós, bisavós. Ao lado deles, os tios; ao lado dos avós, os tios-avós; e a família toda de cada um.

Olhando para todos eles, busque no seu coração uma postura de profundo respeito e gratidão por tudo o que recebeu deles, do jeito que foi.

As histórias, os enredos dramáticos que cada um viveu, deixe com eles, com respeito.

Sinta que a sua alma pertence a todos eles e que todos eles estão presentes na sua alma.

Agradeça a vida que passou de geração em geração e chegou até você.

Agradeça.

E diga: eu pertenço a vocês, e vocês pertencem a mim.

Eu vejo todos vocês. E honro tudo o que houve.

Daqui do meu lugar, digo "sim" para toda a nossa história, do jeito que foi.

Se eu fizer um pouco diferente de vocês, se precisar ir além de vocês, peço que me abençoem. Se eu for feliz, se tiver sucesso, se estiver amando e sendo amado/a, se trilhar caminhos diferentes, se me expressar de forma diferente na vida, se tiver padrões diferentes de relacionamento será também em homenagem a todos vocês.

Eu sou fruto de vocês, nós somos do mesmo sangue. E peço a todos vocês que me olhem com carinho se fizer um pouco diferente.

Eu permaneço pertencendo, mesmo fazendo um pouco diferente.

E tudo aquilo que eu receber da vida, e todos os frutos que eu gerar, tudo que conquistar, será também com a força de vocês. Eu só sigo com a vida porque, através de todos vocês, ela chegou até mim. Eu sigo com a vida com tudo o que vocês me deram.

E se eu fizer um pouco diferente, honro todos vocês e permaneço fazendo parte.

Com a força de todos, posso olhar para o futuro e seguir em frente com gratidão e amor.

Para acessar a meditação sistêmica "Permissão para ser/fazer diferente" aponte o celular para o QR Code ao lado.

Quanto amor cabe em você?

Participo menos da vida plena? Ou participo dela de maneira mais abrangente, mais concentrada, essencial, ampla, atenta, voltada a tudo, independentemente do modo como ela se apresentar a mim?

Bert Hellinger[20]

Para ir além, precisamos alargar a nossa taça.

Existem muitas maneiras de olhar para a riqueza e a prosperidade na vida. Para muitas pessoas, a riqueza material está separada das outras riquezas, e ainda ganha um status de mundana e menos nobre. Afinal, o que é a riqueza? Para mim, a riqueza envolve muitas dimensões e funções da nossa vida: vínculos, pessoas, amores, conexões, criatividade, oportunidade, conhecimento, inspiração, arte, beleza, perdão, generosidade, alegria, dinheiro, reconhecimento, disponibilidade, fé, saúde, sabedoria... tudo isso é riqueza!

20 HELLINGER, B. **O amor do espírito**. São Paulo: Atman, 2021.

Para manifestar a riqueza na nossa vida, precisamos nos sentir merecedores, precisamos estar conectados com o fluxo da vida, que não escolhe, não avalia, não faz distinções. A riqueza não avalia se nós a merecemos ou não. A vida não se molda à nossa mente, aos nossos maus tratos, aos nossos medos e objeções. A vida é, e se manifesta e se doa abundantemente.

Certa vez, Wilma Oliveira, que foi minha professora, contou uma história mais ou menos assim: ela teve filhos gêmeos (um casal). Ainda no ventre materno, o menino se desenvolveu bem e chegou a um bom peso, enquanto a menina não ganhava o peso esperado. Isso a levou, junto ao marido, a tomar a decisão de antecipar um pouco o nascimento das crianças em prol da saúde da menina. Eles nasceram e cresceram saudáveis, e ela observava, como mãe, que eles sempre brigavam por comida. Não importava a quantidade que fosse oferecida, sempre havia uma disputa. Um dia, ela os chamou e disse: "Dentro da minha barriga, ofereci comida abundante para vocês dois". Olhou para a menina e continuou: "Seu irmão fez um pratão e comeu muito bem, cresceu e ficou forte. Você fez um pratinho e nem seu irmão, nem eu, nem ninguém temos culpa disso!".

Nunca mais me esqueci dessa história, dessa presença de espírito da Wilma diante dos filhos ainda pequenos. E essa história ilustra, com precisão, o que ocorre conosco na vida. Por que uns tomam mais e outros tomam menos? Porque para uns a vida é um grande esforço, tudo só pode vir com grande sacrifício, enquanto para outros a vida é um grande fluxo e as conquistas acontecem de forma leve?

Por que, diante dessa fonte ilimitada de recursos que é a vida, alguns tomam para si apenas o que cabe em um pratinho? O que podemos fazer para receber mais da vida? Como alargar o nosso espaço interno para a riqueza, a prosperidade e a abundância em todos os sentidos, em todos os recursos possíveis para a nossa existência? Por que algumas pessoas são capazes de manifestar tanta abundância, com recursos, pessoas, dinheiro, possibilidades, e outras não se sentem confortáveis nem em sonhar com isso? Por que os milionários e bilionários são tidos como suspeitos, materialistas ou como pessoas que sacrificaram algo pelo dinheiro? Por que tantas pessoas acreditam que o necessário está bom, é o suficiente?

A metáfora da vida com o útero materno é extraordinariamente adequada. A vida é a mãe, é a abundância, é o fluxo contínuo de amor que cuida de todos nós, embora à sua maneira. O bebê sequer percebe, no início, que está separado da mãe, porque é atendido em todas as suas demandas (ou em muitas delas). Em algum momento, tivemos acesso a uma experiência humana de abundância, mesmo que seja no útero materno, e mesmo que tenha vindo com registros de dor e dificuldades.

Como saltamos dessa mentalidade de escassez que nos circunda para uma entrega total à fonte, à força maior que nos guia, abrindo-nos para mais e mais?

Quanto você sente que pode receber da vida hoje? Quanto ela pode lhe dar? Quanto amor, efetivamente, sente que cabe dentro de você?

Fios invisíveis: o amor atrás de tudo o que ocorreu

Existem fios invisíveis que conectam todas as pessoas. Tudo está interconectado o tempo todo. No nosso sistema familiar, esse fio invisível de conexão ganha algumas características muito especiais e próprias que nos mantêm vinculados: são fios de amor. Quando não estão obstruídos, trazem força suficiente capaz de nos nutrir e de se conectar com as nossas raízes. São fios indestrutíveis, e nós os necessitamos avidamente como pontes que garantem o nosso pertencimento e o nosso lugar no mundo. Precisamos pertencer tanto quanto precisamos respirar, comer e descansar. Pertencer é a maior necessidade emocional e sistêmica do ser humano. Só somos completos quando dentro da nossa alma estão as forças de todos aqueles que nos pertencem e aos quais pertencemos. Toda mãe sabe disso profundamente e o experimenta com grande satisfação quando coloca os filhos debaixo das suas asas. É uma alegria infinita, que se engrandece quando a mãe está pronta para que suas asas se abram novamente, no tempo certo para cada filho, para que os filhotes possam voar e dar a contribuição deles ao mundo.

E existe amor por trás de tudo: do momento que uma mãe envolve um filho por completo para ensiná-lo; do momento que uma mãe é capaz de olhar para a força de um filho e dar um passo para trás, tornando-se "desnecessária" e confiando na força das asas que são também frutos da sua carne e do seu amor, junto da carne e do amor do pai. Existe amor por trás do encontro dos amantes, mas também por trás da separação e da despedida que honra o que foi vivido e abre espaço para que os/as parceiros/as continuem a amar, para que sigam adiante.

Existe amor por trás da mãe que se desdobra para cuidar de um filho, e existe amor por trás da mãe que abre mão desse vínculo e se rasga de dor entregando um filho.

Existe amor de lealdade por trás de violências, indiferenças, agressões, mentiras, abandonos... e tantos comportamentos que provavelmente foram insuportáveis para muitos de nós.

Olhando mais a fundo, olhando mais distante, encontramos um encadeamento de eventos humanos e contemplamos todos em sua plenitude e em sua imperfeição. Contemplamos a grandeza e a mesquinhez que nos habita; a luz e a sombra, o amor e a agressão que habitam os corações humanos. Somos frutos de uma teia de amor – aquele amor essencial que faz com que a vida, na ânsia por si

Somos frutos
de uma teia de
amor - aquele
amor essencial
que faz com que
a vida, na ânsia
por si mesma,
sempre siga
adiante e se
imponha sobre
todo o resto.

mesma, sempre siga adiante e se imponha sobre todo o resto. Olhar para o amor que está por trás de tudo exige esse olhar alargado, que reconhece que somos todos atados por fios que nos permitem pertencer. E, para pertencer, somos capazes de tudo.

Existe amor na ânsia da vida por seguir adiante: não importa se você concorda com ela ou não, a vida e a realidade sempre se impõem. Elas nos determinam e dão a última palavra. Tomar ou não a realidade depende da maturidade da nossa alma e das nossas consequentes escolhas.

Até aqui, somos uma humanidade infantil que continua batendo o pé, fazendo birras, brigando com a realidade e exigindo – feito crianças – os nossos doces prazeres infantis. Mas a vida não se dobra. Ela é, a um só tempo, fonte de tudo, generosa, abundante em todos os sentidos e implacável. Precisamos enxergar esse amor e a força maior que conduz todos os movimentos.

Eu honro a dor dos negros da minha família e preciso seguir adiante

Maria é uma mulher negra forte, resiliente, de poucas palavras, com seu cabelo crespo assumido, que nasceu no Rio de Janeiro e se mudou para a Europa, para um país germânico. Ela me procurou porque não conseguia se sentir parte da família germânica do marido europeu, com quem tem um filho de mais ou menos 12 anos. Isso a incomodava cada vez que tinha que visitar e participar das celebrações e eventos na casa da família do marido.

Quando abrimos a constelação dela, havia um forte movimento de lealdade com os negros da família. Descobrimos que na família dela também houve um casamento inter-racial. O avô dela, negro, foi rejeitado, e a avó branca precisou fugir para se casar. Havia, ali, na história da família dessa mulher, uma exclusão do avô e também uma exclusão da família da avó. Havia uma grande dor e uma guerra sistêmica entre negros e brancos (que recria todos os conflitos racistas que nos são conhecidos).

Quando ela vai para a Europa, sua alma - atraída por essa nova realidade - estava atraída também por uma atualização desse conflito transgeracional que deixou atrás de si tantos sofrimentos. E ela também não conseguia, como negra, ser parte da família e do mundo dos brancos. Através da constelação, olhou para trás, para essa impossibilidade que não era atual, para essa dor antiga da qual ela ainda não tinha consciência. Assim, pediu permissão e devolveu aos antepassados a dor que, afinal, ela também carregava em sua alma.

No fim da constelação, fiquei comovida ao percebermos que hoje ela trabalha com refugiados - excluídos - em seu novo país e que, de alguma forma, leva aquela dor e aquela história a serviço dos demais. Ela se deu conta de que lá, entre os refugiados com os quais trabalha todos os dias, na instituição para a qual foi contratada, tinham representantes dos brancos e dos negros, de todos os excluídos. Esse novo olhar trouxe força e liberdade para ela diante do trabalho. Agora ela sabe que pode estar na Europa sem ter que estar vinculada a esse drama antigo, sem se sentir impelida a "salvar os excluídos", e pode realizar o trabalho lindo dela com mais liberdade e leveza.

8

Seguir em frente: em busca da própria essência

Liberando os nossos filhos, liberando aqueles que virão

Nos meus primeiros contatos com as constelações familiares, uma cena me chocou de forma mais profunda que outras. Eu já era mãe, e desde então sei o quanto os nossos filhos sempre nos trazem grandes lições e o quanto nos desafiam a ir muito mais longe nos nossos limites, para superá-los e expandi-los. Sei o quanto os filhos ficam profundamente conectados a um movimento da alma do pai ou da mãe. Foram duas cenas muito fortes para mim, durante a constelação de uma mulher de cerca de 50 anos.

Mamãe não pode partir...

Esta mulher levou sua questão sobre a mãe dela, que estava falecendo. Uma mãe idosa de mais de 80 anos, que estava doente e parecia muito cansada da vida; claramente queria partir. E a filha não permitia, não conseguia encontrar dentro de si um lugar de assentimento com aquela situação. Como uma criança birrenta, ela queria que a mãe fosse eterna. Fazia um movimento totalmente desconectado da realidade, como se não enxergasse a própria mãe sofrendo, tombando, desfalecida, completamente sem energia, olhando para o além, desconectada da vida, exausta.

Ela pegava a mãe por trás, com os dois braços, como quem tenta levantar um saco de batatas, porque o corpo da representante da mãe dela não se movia, não tinha vida, não saía do lugar, ficava largado. Ela queria que a mãe reagisse de qualquer forma, insistindo em um esforço sem fim, sem que nada tivesse efeito, sem resposta muscular ou verbal da mãe. Até que caiu em um choro convulsivo, sentou-se no chão e desistiu. Como havia, durante a vida toda, assumido um papel de cuidadora e salvadora da mãe, um pedaço infantil da sua alma sentia que a mãe não tinha lhe dado o suficiente, ela permanecia em um sentimento de falta, querendo que a mãe ficasse *para ela*. Era inadmissível que a mãe partisse.

Então, uma representante da filha dessa mulher foi colocada dentro do campo da constelação. E o que mais me impactou: quando a filha a viu, correu para salvá-la e repetiu o mesmo movimento que a mulher fazia com a mãe. Diante da filha, quem não respondia era ela, pois permanecia chorando, sofrendo e olhando para a mãe, alheia aos movimentos e convites da filha para que se levantasse do chão.

Assistindo aquelas duas cenas, eu me perguntava silenciosa e profundamente: "O que precisamos fazer para liberar os nossos filhos dos nossos próprios emaranhamentos?". O que podemos fazer para que os mesmos movimentos infrutíferos que fazemos na vida – quando lutamos contra a realidade, quando nos colocamos fora do nosso lugar, quando insistimos em movimentos que não fazem sentido para as pessoas que amamos, quando permanecemos alheios à realidade porque estamos voltados para o nosso passado... o que fazer para que os nossos filhos não repitam esses mesmos dolorosos movimentos da nossa alma?

Os filhos, muitas vezes, entram nos espaços invisíveis da alma dos pais. Pressentem, com grande precisão, a dor profunda que uma mãe sente pela perda da própria mãe, um sentimento de rejeição por um desacerto sexual dentro do casamento, uma dificuldade que um pai tem de se manter vivo, motivado e conectado com a vida. São infinitas as dinâmicas ligadas àquilo que não se completou, que ficou paralisado, que foi engolido, ligadas aos impedimentos, dores profundas, desejos reprimidos, impossibilidades.

Lembrando que sistemas familiares são complexos, difíceis de serem modificados, mas podemos ver nas constelações familiares e na perspectiva sistêmica uma porta de solução que se abre. Cada geração traz em si uma nova oportunidade de restaurar seus próprios vínculos emocionais com as gerações anteriores. Um movimento profundo, lento, interno, muito curativo e libertador.

Quando uma mulher modifica a sua postura diante do enredo dramático de sua família de origem e encontra, dentro de si, um caminho de assentimento e apaziguamento com o absurdo e a graça que atravessaram a sua história, há uma reverberação profunda, uma liberação. Permite que aquela história, de alguma forma, se encerre com ela, modificando-se, soltando amarras e dificuldades profundas que também trazia. Esse movimento que se encerra e se acalma na alma coletiva da família, é semelhante ao curso de um rio - que é o próprio fluxo de amor e recursos que atravessa as gerações - que simplesmente volta a fluir. Imediatamente, algo novo surge para os filhos, ampliando assim o repertório emocional e dando a eles, e às próximas gerações, a chance de viver relações diferentes, modelos de relacionamentos ainda não experimentados no padrão de repetição daquela família.

Quando os pais olham juntos para os filhos

Tenho experimentado uma grande esperança nos últimos tempos porque tenho sido procurada por mães, ou por casais, que desejam fazer algo pelos seus filhos. Geralmente falam de momentos em que os filhos estão atravessando dificuldades e os pais, com grande coragem e honestidade, reconhecem que são as mesmas dificuldades que viveram, ainda que anos atrás. Vejo a grande culpa que os pais carregam quando veem os filhos cometendo os mesmos erros, imitando comportamentos que eles próprios abominam em si mesmos, fazem de tudo para esconder ou contra os quais vêm lutando secretamente. De repente, o filho cresce, vira adolescente ou um jovem adulto e começa a fazer as exatas mesmas escolhas, ou a repetir, de forma um pouco variada, a mesma dinâmica, ou a sofrer pelos mesmos motivos e dificuldades que os pais enfrentaram na vida, ou ainda enfrentam. E então? O que fazer?

Filho, eu não preciso mais de você...

João era um homem de 55 anos e foi trazido pela esposa Nina, de 45; eles tinham, juntos, dois filhos. O mais velho se chamava Leonardo, tinha 23 anos e estava tendo algumas dificuldades na vida amorosa. Acabara de terminar um relacionamento com uma moça cinco anos mais velha, de forma traumática. Como esta não era a primeira vez que Leonardo vivia situações emocionais conflitivas com "mulheres complicadas", os pais, que já tinham se submetido a constelações individuais e conheciam a abordagem, me perguntaram se poderiam fazer algo por Leonardo.

Marcamos uma constelação. No centro, um representante para o Leonardo (neste caso, como se tratava de uma constelação on-line, coloquei um boneco representando o filho deles). A mãe começou falando do quanto se sentia angustiada diante do fato de que o filho vinha, desde a adolescência, atraindo, em seus relacionamentos, situações conflitivas com meninas/moças com um feminino muito ferido, e o quanto ele se colocava no papel de pai dessas meninas, mesmo diante da última namorada, que era mais velha do que ele. Ele cuidava, resolvia problemas, pagava tratamentos, era muito provedor, protetor e resolvedor de todos ou muitos dos problemas das namoradas.

A mãe olhou para o filho e disse: "Meu filho, eu e seu pai passamos momentos muito difíceis no nosso relacionamento de casal, e sei que nós o colocamos no meio. Entre nós dois. E sei que você queria me defender do seu pai e que eu me coloquei como vítima. (O tom e os olhos da mãe e do pai, muito emocionados, foi profundamente comovente.) Mas não há mais nenhum motivo para me defender, e eu digo agora para você deixar comigo e com seu pai as nossas questões. **Eu precisei de você, filho. Mas não preciso mais!** [A mãe falou chorando e pausadamente, do fundo da alma]. Agora eu dou conta de cuidar de mim. Eu estou bem e o seu pai está bem".

E eu lhe sugeri mais uma frase, que ela repetiu com muita consciência: "Você não precisa mais salvar a mamãe e nem ser o salvador das mulheres".

Todos terminamos essa constelação conectados com o amor que vê, com o amor que cura, com a força, a honestidade e a coragem dessa mãe, e com o sentimento de alívio e leveza que pairava no campo do filho. Esse filho estava agora livre desse clamor da alma da mãe que, anteriormente, pedia a ele que a protegesse, que a defendesse daquilo que ela própria não conseguia enfrentar na relação com o marido.

Quando o nosso destino familiar é integrado

Nina também tinha cuidado, por longos anos, da mãe com câncer, e experimentado, a vida toda, o peso de uma mãe que se apoiava nela. Também exerceu esse papel de mãe em muitas relações, inclusive no seu casamento, além de ter se colocado como pequena diante do filho, repetindo a história da própria mãe.

Depois de anos de trabalhos sistêmicos, estava pronta para olhar para sua mãe com respeito por toda a dor que ela enfrentou, e estava pronta para assumir a sua própria vida, como adulta, liberando Leonardo.

Com Nina, uma postura transgeracional se esgotou e se transformou. Integrando, com respeito e amor, a história da própria mãe, ela assumiu a tarefa de cuidar de si mesma e deixar de precisar do filho. Assim, Leonardo ficou livre dessa pesada demanda de cuidar da mãe.

Recebemos permissões como bênçãos para seguir adiante

A história narrada acima é um dos raros e belíssimos exemplos que tenho podido presenciar. O grande desafio a ser atravessado é que, para liberar os filhos, os pais precisam primeiro olhar para si mesmos. Olhar para aquilo que é mais íntimo, escondido, desafiador. Com honestidade e grande coragem, mães e pais, como uma consequência do desenvolvimento da autoconsciência e da integração de seus processos, podem interromper os programas sistêmicos que se originaram em suas famílias, que foram nutridos pelas suas posturas e se perpetuaram nos filhos, embora nem tudo possa ser solucionado desta forma. Isso nos dá uma grande esperança no rumo que os recursos terapêuticos profundos, cada vez mais, vão oferecendo a toda a humanidade.

Histórias das mulheres

Eu vejo o feminino ferido em todas vocês, mas preciso poder ficar com o meu marido

Uma mulher de 30 e poucos anos me procurou. Vinha construindo uma carreira profissional muito próspera com a ajuda direta do marido. Passava muitas horas fora de casa, como executiva, enquanto o marido trabalhava de casa. Isso permitia que ele levasse e buscasse a filha na escola, ficasse em casa com a filhinha mais nova e se dedicasse a várias outras tarefas, como supermercado, atividades da menina, além de oferecer todo o suporte necessário ao filho adolescente que ela tinha – do casamento anterior –, que também morava com eles.

Era claramente um marido apaixonado por ela e muito dedicado aos filhos, à casa, a apoiar e dar suporte para o trabalho dela. Eles viajavam juntos em todos os eventos; além de dirigir para ela, ele resolvia muitas questões, estava sempre **a serviço**.

Ela me dizia: "Anna, eu estou com muita vontade de me separar e mandar meu marido embora. Não consigo nem olhar para a cara dele".

Quando fomos constelar, vimos que ela vinha de toda uma linhagem de mulheres muito feridas pelo masculino, ou pela ausência dele. Mulheres que sofreram abuso, abandono, que tiveram maridos alcoólatras ou dependentes químicos (esse, inclusive, era o caso do casamento dos pais dela). Ela própria havia tido uma experiência de abuso antes dos 10 anos. Dessa forma, não conseguia nem confiar nos homens, nem enxergar a força deles. Para as mulheres da família dela, os homens eram ou "perigosos" ou "bananas", que não tinham voz nem vez, nem eram respeitados como maridos/parceiros.

Sendo assim, na constelação, colocamos cinco mulheres que estavam ao redor dela, com as quais ela era muito conectada: a mãe, a avó e três tias, todas da família materna. E ela se deu conta, ali no campo, de que todas elas – além de duas primas, filhas de duas dessas tias representadas na constelação –, tinham se separado, tinham dado um jeito de mandar seus homens embora. De uma forma meio silenciosa e secreta, ela se sentia muito mal nos churrascos e reuniões da família, quando era a única a chegar acompanhada do marido. Havia muitas piadas explícitas de desqualificação dos homens e do masculino. E ela se sentia pressionada a também ficar sozinha, junto de todas as mulheres da família.

Para pertencer, somos capazes de muitos sacrifícios, de abrir mão da nossa felicidade, de amores, de conquistas. É um movimento sorrateiro da nossa alma, silencioso, que nós nem sempre notamos.

Meu trabalho foi ajudá-la a reconhecer essa pressão que ela própria me disse sentir, tornar isso consciente e olhar para a dor daquelas mulheres e de mais cinco gerações atrás, com histórias muito sofridas em relação ao masculino. Olhar para o feminino ferido em todas elas e em si mesma, olhar e dar lugar à dor dessas mulheres que encontraram uma **vingança**: chutar, descartar os homens com os quais se casaram, atestando que eles não prestavam e que elas não precisavam de homem algum. Uma dor que se torna uma guerra sistêmica entre o masculino e o feminino (um tema tão recorrente entre os que as mulheres trazem). Uma dor que se disfarçava de desprezo, menosprezo, depreciação e negação da parceria, da cumplicidade, da impossibilidade de troca amorosa e de entrega. Ela fez um bonito movimento. Porém, mais de um ano depois, me contou que acabou se separando dele. O programa familiar foi mais forte que tudo. E ela estava muito mal e arrependida.

Ela precisava ter feito um longo caminho: de respeito por essa sistêmica na família, por tudo o que já ocorrera às mulheres e também aos homens, como um movimento de reconciliação entre ambos; de reconhecimento do feminino e de sua profunda dor, para poder se alinhar com as mulheres da sua linhagem, e de respeito e inclusão do masculino.

Como sempre, cada um vai até onde consegue ir. E está tudo certo, não no sentido moral, mas no sentido de respeito aos movimentos de alma de cada um, individualmente, e de suas lealdades.

Um movimento do qual recuamos também nos traz a sabedoria para fazer novos movimentos ali na frente, quando estivermos prontas para isso.

Mamãe, eu não sou o seu filho que partiu e não aguento mais assumir esse lugar

Uma jovem mulher veio de uma família de nove filhos, ela era a sétima. Cresceu em um ambiente de muita privação e dificuldade financeira, foi trabalhar muito cedo, tornou-se arrimo de família e, ainda hoje, já divorciada, depois de ter sido casada e de ter duas filhas gêmeas, abrigava um sobrinho em sua casa, ajudava a família de origem e se sentia muito responsável pela mãe, muito culpada quando tinha uma viagem a trabalho e não conseguia ir visitá-la.

Ela realmente tinha a sensação de que precisava cuidar da mãe, algo que ia além do seu lugar de filha: ela estava triste e narrava a tristeza e as dificuldades que a mãe, que tinha tido um câncer, estava atravessando. Ela assumiu esse lugar para si, estava pesada, sobrecarregada, chorosa, e me disse: "A minha vida se resume ao trabalho, às minhas filhas e à minha mãe".

Ela fez um processo sistêmico comigo, com várias constelações e muitos fortes movimentos internos. Uma das constelações que mais me chamou atenção foi quando coloquei um bonequinho como representante para o lugar que ela olhava, e vimos que era para um irmão. A alma dela estava totalmente conectada à de um irmão bem mais velho que tinha morrido assassinado. O irmão, nas palavras dela, era "muito bondoso, cuidava da mãe e ajudava toda a família materialmente".

A morte desse irmão tão querido havia impactado a família inteira e especialmente a mãe, que parecia, em algum sentido, nunca ter se recuperado dessa dor. Com alguns movimentos, vimos que ela assumira o lugar do irmão: trouxera para si a responsabilidade de cuidar da mãe e de gerar recursos para ajudar a família. Porém, para ela, que era tão mais nova, quase a caçula, isso se tornou um grande fardo, um grande peso. Ao longo dos anos, ela se conectou tanto com isso que foi se distanciando de quem era de fato, da própria essência.

Com a constelação, percebemos que o destino – ou seja, aquilo que ocorreu ao irmão: a morte repentina e violenta – nunca foi aceito, nunca foi incluído. Ela abriu espaço interno em sua alma para dizer "sim" àquilo que houve: ao destino do irmão. Expressou a grande dor e todo o choro contido, pôde falar disso e do tamanho da "presença da ausência" dele em toda a família, pôde expressar o quanto ela, desde criança, sentia profundamente a dor do coração de sua mãe. Falou para a sua mãe que não podia permanecer naquele lugar que não era o dela. Assim, devolveu ao irmão o lugar que era dele e que nunca ninguém consegue de fato preencher (mesmo, no caso, ela tendo ocupado esse lugar por anos), e voltou para o seu lugar de filha menor, para a sua sensação profunda de impotência diante da dor de inconformidade da mãe pela perda brutal, voltou a ser quem era. Conectou-se consigo mesma de uma maneira muito nova.

Meses depois, soltou a obrigatoriedade de carregar a mãe, passando a dividir com os outros irmãos os cuidados dela e sentindo-se mais leve, tendo deixado de lado a culpa que antes carregava o tempo todo. Assim, pôde cuidar das filhas, que estavam reclamando sua presença mais atenta. Ficou tão leve e tão disponível para o presente que um novo namorado surgiu em sua vida. E foi assim que, alegremente, ela terminou o seu processo: me mandando uma foto em viagem com o namorado novo, sorrindo e voltando a se abrir para o desafio de amar e ser amada.

Palavras finais

Só levo outra mulher até onde eu fui,
dentro de mim mesma.

Diante das mulheres com quem trabalho

O trabalho com as mulheres me empurrou de uma maneira completamente inesperada (para mim) a um campo coletivo feminino de dor e de força que foi retratado aqui. Não seria possível – nem a mim nem a nenhuma outra mulher – passar incólume por um campo arquetípico, inconsciente, universal e tão potente, sem que eu própria fosse confrontada com as minhas próprias questões do feminino, com a relação com a minha mãe, com a minha sexualidade e maternidade, com a minha relação com o masculino, com todas as esferas da minha vida.

Eu me senti, durante esses anos, completamente chacoalhada e diante de um espelho enorme, algumas vezes cruel e outras vezes surpreendentemente potente e vivo, mas sempre muito preciso, a revelar de modo inquestionável os meus limites, as minhas dores, a minha força e a minha relação de servir às mulheres que estavam o tempo todo ao meu redor. Em alguns momentos eu parecia estar caminhando numa corda bamba, em um mundo de incertezas... Realizar o meu próprio processo terapêutico interno, olhando corajosamente para a dor do feminino ferido das mulheres da minha própria linhagem – para aquilo que eu carregava dentro de mim – fez com que eu me colocasse em um lugar de grande empatia com todas aquelas que me procuravam e que eu me dispunha a ajudar.

Eu sabia de fato qual era o movimento doloroso que sequestrava as mulheres. E isso exigiu de mim um longo trabalho terapêutico com as constelações, cursos, leituras e workshops, na qualidade de cliente, para olhar para mim (mesmo já tendo feito anos de psicoterapias). Não tive o direito de não olhar para as minhas questões: ou eu olhava para acompanhar a dor das mulheres, para não me antagonizar com aquelas que representavam aspectos não integrados do feminino dentro de mim, ou seria engolida pelo trabalho. Não conseguiria seguir de outra forma.

Diante do masculino e dos homens

Nesse processo, fui fazer uma das constelações na condição de cliente, com uma consteladora mulher, e ela me colocou diante do masculino de uma maneira que eu nunca tinha vivenciado antes. A imagem que se formou foi esta: eu estava de cabeça baixa, com os ombros caídos, olhando para o chão, de costas para os homens que passaram pela minha vida, triste, fechada, ferida, conectada com a dor das mulheres da minha linhagem. Aquela imagem me pegou em cheio! O que eu via e vivenciava dentro de mim era o mesmo que tantas mulheres me traziam: o peso de carregar uma dor do feminino ferido atravessando gerações... E eu também pude ver que ainda permanecia sendo leal à minha mãe, às minhas tias, às minhas avós... a tantas mulheres fortes, guerreiras, mas que tinham sido profundamente feridas, das mais diferentes formas. Naquele dia, eu senti aquela dor com uma consciência que nunca havia tido. Passei dias sofrendo: por mim, por elas, por todas as mulheres que acompanho. Não em uma postura de vítima. Ao contrário: dentro de mim, compreendi que a dor do feminino pode ser uma triste **impossibilidade** de conexão amorosa, respeitosa e inclusiva com o masculino. E eu me decidi: vou trabalhar, amorosa e arduamente, dentro de mim, com todas essas mulheres da minha linhagem. Vou pedir permissão para poder fazer diferente. A partir dali, meu processo interno deu um grande salto e ganhou uma consciência, uma clareza, que eu nunca tinha tido. Eu *sabia,* dentro do meu peito e do meu útero, que carregava a memória de uma enorme dor que não era só minha, e que tinha me tornado fechada e indisponível para os homens. E poder "soltar" a dor que não era minha foi um processo de grande libertação, de autocura. E me modificou dali para a frente...

Para mim, como terapeuta sistêmica, existe um grande e cotidiano desafio: acolher as mulheres que sofreram todo tipo de abusos e violências, que foram silenciadas, que chegam a mim traumatizadas, escutando e abrindo espaço de ajuda, dignidade e respeito, afeto e cura para elas (e faço isso com grande frequência nos grupos e Círculos de Mulheres terapêuticos e também nos processos individuais de coaching sistêmico) e ao mesmo tempo acompanhá-las para que possam se curar e ir além da dor, para que possam atravessar esse lugar e transformar aquilo que as vitimizou não em raiva e exclusão apenas, mas em potência para a vida. Para que resgatem sua alegria de viver e sua força feminina. Para que tomem em suas almas a força da sua origem e da sua história.

Aqui existe uma grande armadilha para todas as mulheres que trabalham com mulheres e com as questões do feminino: como ajudar as mulheres a não permanecer tempo demais nesse lugar de dor? Esse lugar de dor precisa ser um lugar de passagem, porque vitimiza as mulheres, retira a força delas e as deixa no mesmo lugar de subtraídas e de "não voz" de muitas ancestrais. Esse é um lugar que exclui o masculino e perpetua o que eu mais tenho me defrontado e trabalhado de forma amorosa e atenta com as mulheres: a **guerra sistêmica entre o masculino e feminino.** Uma guerra que existe primeiro **dentro** das mulheres e dos homens e que, sim, é fruto e efeito de toda a opressão de milênios do patriarcado, e também da sombra feminina, que foi vivida transgeracionalmente pelas mulheres que vieram antes de nós. Mas como podemos ir além? Como é possível cuidar das mulheres e ao mesmo tempo da necessidade que muitas têm de amar e serem amadas pelo masculino (nas figuras de seus pais, avôs, irmãos, parceiros, filhos)? Sabemos do que o patriarcado foi capaz, mas perpetuar essa guerra sistêmica nos ajuda a sair do lugar e curar as nossas feridas? Como construiremos um novo olhar sobre o masculino se o demonizamos, agredimos, desqualificamos, excluímos? Enquanto, dentro das mulheres, o masculino fica restrito ao lugar do agressor, abusador, ausente, indiferente, como abrimos espaço para o masculino saudável? Como nossos filhos poderão recomeçar uma nova história entre o masculino e o feminino?

Trabalho com mulheres que sofrem com memórias e fantasias de traumas ou violências que nunca sofreram, mas que foram sofridos pela mãe, avós, tias, bisavós. Nossas dores são coletivas. Então, qual é o caminho da solução?

E assim comecei a olhar para o meu pai e os meus avôs com muita gratidão, e a pensar fortemente na relação com meu ex-marido, antigos namorados, meu atual parceiro e de forma muito especial com o meu filho. Assim como eu não os *enxergava* de fato, enquanto carregava a dor das mulheres da minha linhagem, tantas mulheres que vinham até mim estavam presas nessa ferida, nessa dor, nesse ódio. E eu compreendi a importância de ajudá-las a atravessar a ponte na direção dessa nova conexão de respeito mútuo e inclusão. Como nos tornamos capazes de ver a dor dos homens? Eu havia compreendido de dentro para fora o que implicava abrir esse espaço para o masculino ferido.

E construí um propósito: olhar para o meu trabalho com as mulheres intencionalmente (dentro de mim) dizendo para todos os homens: "é também por vocês", "é por todos nós!". E tudo mudou quando eu passei a trabalhar com o feminino ferido também em honra e olhando para o masculino ferido. Quando todos passaram a ser vistos e incluídos. Esse caminho me levou a enxergar a dor do masculino e dos homens de uma forma completamente profunda e direta.

Um homem também chora
Menina morena
também deseja colo, palavras amenas
precisa de carinho
precisa de ternura
precisa de um abraço, da própria candura
guerreiros são pessoas
são fortes, são frágeis
guerreiros são meninos, por dentro do peito
precisam de um descanso,
precisam de um remanso
precisam de um sonho que os tornem refeitos
é triste ver meu homem
guerreiro menino
com a barra de seu tempo por sobre seus ombros
eu vejo que ele sangra,
eu vejo que ele berra:
a dor que traz no peito: pois ama e ama!
um homem se humilha se castram seus sonhos
seus sonhos é sua vida
e vida é trabalho
e sem o seu trabalho, um homem não tem honra
e sem a sua honra, se morre, se mata!

Gonzaguinha[21]

E a partir daí, meu trabalho com as mulheres passou a ser não mais apenas para o resgate deste Feminino Ferido, mas para a

21 UM homem também chora (Guerreiro menino). Gonzaguinha. *In*: ALÔ, alô Brasil. São Bernardo do Campo: Emi-Odeon, 1983. Faixa 5.

reconciliação amorosa **entre** o masculino e o feminino. Para abrir espaço e honrar a luz do Feminino e a luz do Masculino saudável. E esse é um desdobramento que valeria um novo livro...

Não há uma solução unilateral. Não curamos as mulheres isoladamente, excluindo suas posturas diante do masculino – e isso nada tem a ver apenas com os relacionamentos amorosos ou a orientação sexual. Nós carregamos os dramas e os representamos em todos: nos nossos pais, avôs, irmãos, filhos, chefes, subordinados, amigos e assim por diante. A dança da cura aponta para um salto de consciência e de amor que a humanidade ainda não deu – e para o qual ainda não está pronta. Ao mesmo tempo, estamos construindo, tecendo essa cura com empatia quando nos debruçamos sobre esses temas de forma a ir além da guerra sistêmica, de forma a ir além dos enredos dramáticos de vítimas e perpetradores, de forma a dar a tudo um lugar de respeito e encontrar, a cada passo, um caminho de integridade, que nos reconstitua, em todos, a essência amorosa.

Nossa alma feminina é um movimento

Na minha jornada pessoal, olhei muito para a minha mãe e permanecerei pela vida carregando tudo o que recebi dela. De alguma forma estou sempre voltando para o amor dela, dentro de mim, e *esse é o lugar mais seguro e amoroso de encontro com a minha filha.* Carrego em mim aquilo que minha mãe mais amava na vida, que é parte tão constitutiva da essência de quem sou: ela era uma grande doadora e passou a vida priorizando as pessoas. Quero explicitar os efeitos sobre uma mulher quando finalmente compreendemos, no nosso útero e nas nossas entranhas, que o nosso jeito de ser no mundo, a nossa essência feminina mais genuína foi talhada, foi esculpida pelo olhar e pelo movimento de alma da nossa mãe e pelas mulheres que vieram antes, que habitavam a alma da nossa mãe, assim como pela mãe do nosso pai, e as mulheres que vieram antes dele, cuja essência feminina povoou a alma do nosso pai e também nos talhou (ainda que nunca as tenhamos cohecido). Nossas mães nos habitam, e isso dá forma, concretude e direção a quem nós nos tornamos. Seja num processo profundo de distanciamento e negação de muitas mulheres – pelas dores e feridas que essa relação pode ter gerado – seja pela cumplicidade, gratidão e admiração, ou por ambos os sentimentos/movimentos. Portanto, nossa alma feminina responde a essa "imagem interna" que nossos pais tinham e que é um modelo de "ser mulher", herdado transgeracionalmente. Nossa alma feminina é uma continuidade...

Nossa alma feminina é um movimento, uma continuidade. Um movimento de uma essência coletiva que se iniciou muito, muito antes do nosso nascimento. Um movimento que entrelaçou as almas de mulheres em dois sistemas familiares distintos, cujas afinidades ou antagonismos entre si, entre essas formas de expressar ou não o feminino, também povoam e habitam a nossa alma de maneira ativa. Não importa quanta consciência tenhamos disso. E as dores das ausências, feridas, dilemas, loucuras, conflitos, violências, omissões, transgressões, subserviência, crueldades, artimanhas, manipulações, generosidades, serviço e tudo o mais emergem e determinam a nossa expressão feminina no mundo, em toda a sua complexidade, e de forma única.

A tão buscada liberdade

Para mim, a única e real liberdade que tento buscar o tempo todo, a cada momento, seja no meu trabalho pessoal, seja no trabalho com as mulheres que me procuram, é a **liberdade para amar**.

Essa, para mim, é a única liberdade que é real. E, enquanto estamos presos a teias de desamor e guerras (de todas as naturezas), não somos livres para amar. Nossa liberdade exige o máximo da nossa condição humana: que possamos incluir tudo. Depois de todos esses anos trabalhando, com boa vontade, com tantas mulheres que me impactam e modificam, olho para a inclusão como o movimento genuíno do amor, que vai além do julgamento e do perdão, além da moral do certo e do errado, além dos valores e resistências da consciência pessoal. Olho para a inclusão como um movimento de rendição do nosso ego; no qual damos a cada um e a todos um lugar de respeito, e damos à realidade o seu lugar e o seu valor - que é incontestavelmente maior do que nós, e nos modifica de maneira determinante. Independentemente de como nos sintamos em relação a isso. Caminhamos do nível pessoal, daquilo que pensamos e de como reagimos diante das coisas, para uma aceitação plena e profunda, para um gesto de humildade diante do absurdo e da Graça que atravessa o nosso caminho - como diz Jean-Yves Leloup.

Tudo tem o seu lugar. E, repetindo a frase de Bert Hellinger que mais me modificou: "Na minha alma, quero todos! Nada menos do que todos!".